MARAGE

DOCTEUR EN MÉDECINE
DOCTEUR ÈS SCIENCES
CHARGÉ DE COURS A LA SORBONNE

RÉÉDUCATION AUDITIVE

DES

SURDITÉS CONSÉCUTIVES

A DES

BLESSURES DE GUERRE

PARIS

VIGOT FRÈRES, ÉDITEURS

23, RUE DE L'ÉCOLE-DE-MÉDECINE

—

1915

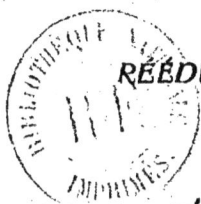

RÉÉDUCATION AUDITIVE

DES

SURDITÉS CONSÉCUTIVES

A DES

BLESSURES DE GUERRE

TOURS. — IMPRIMERIE DESLIS FRÈRES ET Cie.

MARAGE

DOCTEUR EN MÉDECINE
DOCTEUR ÈS SCIENCES
CHARGÉ DE COURS A LA SORBONNE

—·—

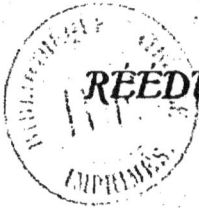

RÉÉDUCATION AUDITIVE

DES

SURDITÉS CONSÉCUTIVES

A DES

BLESSURES DE GUERRE

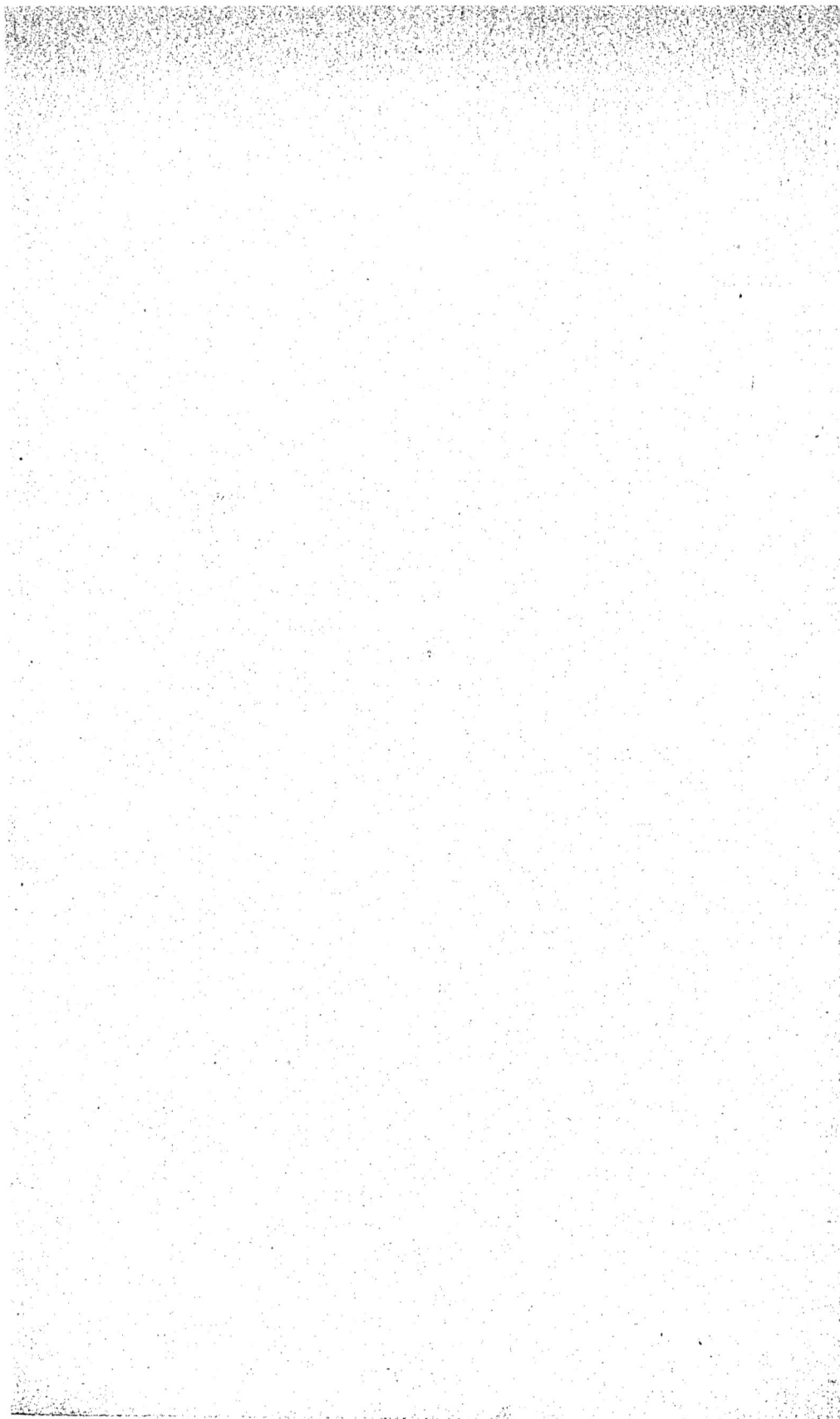

PRÉFACE

Dans une série de travaux dont on trouvera les titres à la fin de cette brochure, j'ai indiqué les conditions dans lesquelles il fallait se placer pour mesurer et développer l'acuité auditive ; ces travaux ont été couronnés en 1902 par l'Académie de Médecine ; le rapport ci-joint, rédigé par le professeur Marey, président de l'Académie, les résume en quelques lignes.

Extrait du rapport [1] sur les travaux adressés au concours pour le prix Meynot [2].

« Messieurs : Votre Commission a eu à examiner 11 travaux dont elle vous rend compte aujourd'hui. Nous ne suivrons pas, dans cet exposé, les numéros d'ordre ; les mémoires 1 et 8, provenant du même auteur, nous commencerons par le travail n° 2, et réunirons en un seul les travaux 1 et 8. »

« N°s 1 et 8. — On a réuni, sous ces numéros, de nombreux mémoires que le Dr Marage a présentés depuis sept ans à l'Académie de Médecine, à iété de Biologie, à l'Académie des Sciences et à la Société de . »

 ravaux qui rentrent le plus particulièrement dans le programme   Meynot sont les études de l'auteur sur l'acuité auditive, celles sur fonction de la chaîne des osselets, sur la composition du liquide de l'oreille interne et des otolithes. Toutes ces études conduisent M. Marage à des explications pratiques, soit au diagnostic, soit au traitement des

[1] Académie de Médecine : séance du 1er juillet 1902.
[2] Prix Meynot aîné père et fils, de Donzère (Drôme) : 2.600 francs de rente 3 p. 100. Annuel. Ce prix est décerné en 1902, au meilleur ouvrage sur les maladies des oreilles.

maladies de l'oreille, non pas à ces lésions graves qui nécessitent l'intervention chirurgicale et dont la plupart des autres concurrents se sont à peu près exclusivement occupés, mais de ces surdités si répandues, auxquelles échappent peu de personnes quand elles avancent en âge. L'Académie connaît une grande partie des travaux de M. Marage, et votre rapporteur a eu l'honneur de lui en présenter quelques-uns, ceux, par exemple, qui sont relatifs à la formation des voyelles et sont intimement liés à l'étude de la surdi-mutité. »

« Ce rapport pourra donc se réduire à un rappel sommaire des travaux que nos collègues connaissent déjà en grande partie. »

« *Mesure de l'acuité de l'audition.* — On a pu dire avec raison qu'un bon acoumètre n'existait pas encore, et cela était vrai jusqu'ici. L'emploi du diapason, du bruit d'une montre ou de tout autre moyen de produire des sons ou des bruits ne constitue pas une mesure rigoureuse. Comment égaliser la sonorité des divers diapasons, la force du choc qui les met en vibration? Comment mesurer avec exactitude le moment où un son qui s'évanouit cesse d'être entendu par le malade? »

« Et puis, dans la pratique, la surdité à la voix parlée précède de beaucoup la surdité aux sons musicaux; ces deux infirmités n'ont pas de commune mesure. »

« M. Marage a réussi à créer un instrument donnant de l'acuité auditive une mesure précise. »

« Ses études sur la phonation l'ont conduit à reproduire par la synthèse les sons des voyelles au moyen d'une sirène munie d'un résonateur. Les sons que l'on soumet à l'audition du malade sont donc bien ceux de la voix; on en gradue l'intensité en réglant la pression de l'air dans la soufflerie de la sirène et, si l'on constate qu'un sujet, qui, à 50 centimètres de distance, n'entendait le son de la sirène qu'avec une pression de 10 millimètres, l'entend aujourd'hui avec une pression de 7, on en conclut que l'audition est améliorée, et cette amélioration a pour mesure 3 degrés. »

« Le rôle de la chaîne des osselets de l'ouïe, bien connu dans son mécanisme essentiel, l'était mal en ce qui concerne l'étendue de ses mouvements. Helmholtz lui-même en avait donné une estimation exagérée, même en tenant compte de la réduction d'un quart que subissent ces mouvements entre le tympan et la fenêtre ovale. M. Marage a montré que, loin d'atteindre 1/10 de millimètre, l'amplitude des vibrations de l'étrier est de l'ordre des millièmes de millimètre. »

« Il s'ensuit que, dans la pratique du massage du tympan, on recourait à des forces exagérées, pouvant être dangereuses et, en tout cas, imprimant à la chaîne des osselets des mouvements tout autres que ceux qu'elle doit recevoir dans les conditions physiologiques. Aussi est-ce par des sons d'intensité bien réglée que M. Marage imprime à la chaîne des osselets des mouvements d'amplitude convenable, et il justifie les bons effets de cette méthode par une statistique déjà longue. Dans son traitement de l'otite scléreuse, les cas rebelles sont rares, les améliorations notables sont la règle, les guérisons absolues sont fréquentes. Chose curieuse, qui résulte des tableaux de l'auteur, les cas les plus rebelles ne sont pas ceux qui correspondent aux surdités les plus prononcées. »

« Dans ces tableaux, la mesure de l'acuité auditive est représentée avec sa valeur avant ou après le traitement. »

« *Composition du liquide de l'oreille interne et des otolithes.* — Le liquide de l'oreille interne chez les batraciens est d'une densité très élevée : 2,18; on n'a pu le recueillir en quantité suffisante pour en analyser la constitution chimique. Quant aux otolithes en suspension dans ce liquide, l'auteur a constaté que la radiographie pouvait déceler leur présence chez la grenouille. Grâce au concours de M. Moissan, il en a déterminé la composition. Ces otolithes sont formés de bicarbonates de chaux et de magnésie avec des carbonates en excès. Le rôle de ces corps est peut-être de maintenir à un degré constant la densité et le pouvoir conducteur du liquide dans lequel ils baignent. »

« Certains sels acides de quinine décomposent les otolithes. Agiraient-ils de cette façon pour produire les bourdonnements d'oreille dans la médication quinique? C'est une simple hypothèse à laquelle donnerait quelque vraisemblance ce fait, que l'éthylcarbonate de quinine, qui n'a pas d'action sur les otolithes, peut être employé sans produire sur les malades les bourdonnements d'oreilles caractéristiques. »

« Nous ne parlerons pas des études de l'auteur sur le traitement de la surdi-mutité ; ces travaux, déjà connus de l'Académie, sont liés intimement à ceux qu'il poursuit depuis longtemps et avec succès sur la physiologie de la phonation. »

Extrait du rapport sur les prix décernés en 1902

Prix Meynot aîné, père et fils, de Donzère (Drôme)

« Le traitement de la surdité et des maladies de l'oreille a fait depuis quelques années des progrès incontestables, et le prix annuel de 2.000 francs, fondé par MM. Meynot père et fils, a contribué pour une part à l'avancement de cette branche de la médecine. On ne se résigne plus comme autrefois à la surdité qu'amènent la vieillesse et les maladies de l'organe de l'ouïe, et surtout l'on sait prévenir les conséquences souvent redoutables des lésions négligées de l'oreille profonde.

« Notre éminent collègue, dans son rapport sur le concours pour ce prix, a fait ressortir l'utilité pratique de l'instrument ingénieux inventé par le Dr *Marage*, de Paris, pour mesurer la faculté auditive de chaque sujet. Le degré de pression de l'air dans la soufflerie d'une sirène, munie d'un résonateur, règle l'intensité des sons; dans un cas donné, l'amélioration est rendue évidente quand, par exemple, le malade distingue nettement le son obtenu par une pression de l'air de 3 millimètres, alors qu'il n'entendait auparavant que le son le plus fort produit par une pression de 10 millimètres.

« L'auteur a présenté plusieurs autres mémoires intéressants sur la fonction de la chaîne des osselets, l'étendue des vibrations de l'étrier, la valeur du massage du tympan, la composition du liquide de l'oreille interne et des otolithes, etc. »

« Le prix Meynot (2.000 francs) est décerné au Dr Marage, de Paris. »

SURDITÉS CONSÉCUTIVES

A DES BLESSURES DE GUERRE

—❖—

I

CAUSES, LÉSIONS, ACUITÉ AUDITIVE [1]

Chargé par le Ministre de la Guerre de la rééducation auditive des blessés devenus sourds à la suite de traumatismes, je me suis trouvé en présence de faits absolument nouveaux.

En effet, les cas de surdité traumatique, constatés en temps de paix, se rapportaient à des officiers ayant suivi les écoles à feu. Ils étaient devenus sourds à la suite du bruit produit par la détonation des canons. Les déchirures du tympan étaient assez rares ; soignées immédiatement, elles guérissaient très vite, et tout se ramenait à une surdité due à un traumatisme de l'oreille moyenne.

Tout autres sont les cas qu'on observe depuis la guerre 1914-1915. Je vais les examiner à trois points de vue : les causes, les lésions et l'acuité auditive.

1° **Causes.** — Deux sortes : a. Un éclat d'obus, un shrapnell ou une balle frappe la boîte crânienne en un point quelconque plus ou moins éloigné de l'oreille [2] sans qu'il y ait des lésions directes du cerveau par suite de l'enfoncement des os; il s'ensuit toujours des maux de tête plus ou moins généralisés, des bourdonnements, une faible perte de la mémoire, une baisse de l'audition et un léger tremblement des membres : symptômes qu'on rencontre à la suite d'un choc sur la tête plus ou moins violent.

---

[1] Comptes rendus, 9 août 1915.
[2] Je n'examine pas les cas dans lesquels l'oreille est plus ou moins détruite directement.

b. Un obus de gros calibre éclate dans le voisinage du soldat (de 1 à 4 mètres). Il n'existe aucune blessure apparente, mais nous retrouvons les mêmes symptômes que précédemment, à un degré plus élevé : perte de connaissance dont la durée varie de quelques heures à six jours ; maux de tête très violents dans la région frontale qui persistent pendant des mois ; bourdonnements très forts et disparaissant peu à peu ; perte complète de la mémoire ; perte absolue ou presque absolue de l'audition (parfois le malade entend mais ne comprend pas) ; tremblements très prononcés, surtout des membres supérieurs, et parfois même surdi-mutité absolue : ce sont les symptômes de la commotion cérébrale grave.

2° **Lésions.** — Elles sont de deux sortes : *a.* Des lésions de l'oreille moyenne : enfoncement, déchirure, hémorragie du tympan, et souvent, comme conséquence, une otite moyenne suppurée qui se guérit en trois semaines, ou qui se prolonge pendant des mois en devenant l'otorrhée classique.

b. Il n'y a aucune lésion apparente ; ce sont les cas les plus graves, car ils sont accompagnés des symptômes les plus sévères : on dit qu'on se trouve en présence d'une commotion labyrinthique ou cérébrale ; la mesure de l'acuité auditive, avec la méthode que j'emploie, va nous permettre d'élucider cette question.

3° **Acuité auditive.** — Lorsqu'on mesure l'acuité auditive avec les voyelles synthétiques, on obtient deux sortes de courbes : les premières sont caractéristiques des lésions de l'oreille moyenne ; les autres sont celles qu'on rencontre dans la surdi-mutité ; tantôt les sons graves sont mieux entendus que les sons aigus, tantôt il y a des trous dans l'audition ; cette constatation est très importante, car elle permet peut-être d'élucider un point resté obscur dans l'étiologie de la surdi-mutité.

En effet, on ignore encore pourquoi certains enfants naissent sourds-muets. La consanguinité des parents ne saurait être invoquée, car on a vu des enfants sourds-muets dont le père et la mère avaient des nationalités différentes. L'hérédité ne semble pas en cause, car des parents sourds-muets peuvent donner naissance à des enfants normaux. L'arrêt de développement de certains centres cérébraux est une hypothèse plus logique, mais il faut expliquer cet arrêt.

Les cas de surdi-mutité observés à la suite d'explosion d'obus de gros calibre permettent de donner l'explication suivante :

Pendant la gestation, la mère fait une chute ou subit un choc qui semble sans gravité. Le choc se transmet intégralement par l'intermédiaire du liquide amniotique à toute la surface du cerveau du fœtus qui n'est pas protégé par une boîte cranienne ossifiée ; il s'ensuit une commotion cérébrale bien plus faible que celle due à un projectile, mais qui, agissant sur un système nerveux bien plus sensible, produit des lésions et des effets analogues. Or, souvent, quand on recherche la cause de la surdi-mutité de l'enfant, on trouve une chute de la mère pendant la gestation.

Résumé. — La guerre actuelle nous met en présence de lésions, sinon nouvelles, du moins très rarement observées, des centres auditifs. Ces lésions sont dues, ou à des chocs directs sur la boîte cranienne, ou à un brusque déplacement d'air. Elles sont, ou visibles si elles portent sur l'oreille moyenne, ou cachées si elles portent sur les centres nerveux, et dans ce dernier cas, les courbes de l'acuité auditive sont de même forme que celles de la surdi-mutité, ce qui permet d'établir une cause probable de cette dernière affection.

II

TRAITEMENT (¹)

Je viens d'indiquer les causes, les lésions et la gravité des hypoacousies que l'on rencontre à la suite, soit de blessures du crâne, soit d'éclatements d'obus de gros calibre.

Je vais maintenant examiner les résultats que l'on obtient dans le traitement de ces sortes de surdités.

1° **Choix des malades.** — Le choix des malades (²) appartenait

(1) Comptes rendus, 13 septembre 1915.
(2) Circulaire ministérielle 17292 c/7.
Le Ministre de la Guerre à M. le Directeur de santé de la ...ᵉ région. Mon attention est appelée sur les avantages qui pourraient résulter, pour le traitement de certaines hypoacousies d'origine traumatique de la méthode de réédu-

uniquement aux médecins des hôpitaux militaires; ils envoyaient leurs sourds au chef du service d'Oto-rhino laryngologie de la région qui les examinait et me les adressait ensuite : il y avait donc une double sélection.

Je les acceptais tous, quel que fût leur degré de surdité; j'éliminais seulement ceux qui ne pouvaient pas suivre le traitement, parce qu'ils étaient atteints d'otite moyenne suppurée double.

Ma statistique est fondée sur les cinquante premiers cas qui sont *entrés* dans le service à partir du 15 juin 1915.

2° Choix du traitement. — Les malades étaient d'abord interrogés et examinés médicalement et acoustiquement, c'est-à-dire qu'après avoir fait le diagnostic clinique on déterminait le degré d'acuité auditive et le genre de surdité avec la sirène à voyelles.

Il était tenu le plus grand compte de l'état cérébral, bourdonnements, vertiges, maux de tête, perte de la mémoire, tremblements, troubles du sommeil et de la vue, etc.

Ces renseignements, transcrits sur une fiche spéciale, permettaient d'indiquer la nature du traitement qui, non seulement variait avec chaque malade, mais encore changeait suivant son état journalier.

Ces malades sont, en effet, très sensibles aux moindres variations de température et d'humidité; il suffit, par exemple, d'une grippe légère pour réveiller une otite moyenne et provoquer un nouvel écoulement qui doit être soigné immédiatement.

La rééducation auditive n'est donc nullement une œuvre pédagogique, comme les professeurs de sourds-muets semblent le croire; c'est une œuvre exclusivement médicale et que seul un médecin peut faire et diriger, en assistant aux traitements, s'il ne peut les faire tous lui-même.

On s'exposerait non seulement à des insuccès mais encore à des aggravations en confiant ces malades à des professeurs non médecins.

cation auditive du Dr Marage. J'ai l'honneur de vous prier de vous enquérir, auprès du médecin-chef du service central d'oto-rhino-laryngologie de votre région, des blessés qui seraient justiciables de cette méthode en vue de leur évacuation sur l'hôpital bénévole 3 *bis* (actuellement militaire 41) à la Flèche.

3° **Diverses sortes de surdités.** — Les malades se divisent en trois catégories :

a) Les uns présentent seulement des lésions de l'oreille moyenne (10 0/0 des cas traités) ;

b) Les autres, atteints de commotion cérébrale, n'ont aucune lésion apparente (38 0/0 des cas traités) ;

c) Les derniers présentent à la fois des lésions de l'oreille moyenne et des symptômes de commotion cérébrale (52 0/0 des cas traités).

Comme je l'ai indiqué plus haut, la courbe d'acuité auditive permet de faire facilement le diagnostic différentiel de ces trois sortes de surdités.

4° **Traitement.** — La rééducation auditive a été faite uniquement avec la sirène à voyelles. Chaque jour, pendant cinq minutes à chaque oreille, on fait agir sur le tympan les vibrations sonores d'après la méthode que j'ai décrite dans une série de communications faites de 1897 à 1901.

La pression de l'air dans les appareils n'atteignait que très exceptionnellement 5 millimètres d'eau ; il ne faut pas oublier qu'un blessé, même très sourd, est souvent très sensible aux sons les plus faibles.

5° **Résultats.** — Puisque nous sommes en état de guerre, je dis qu'un malade est un succès lorsqu'à la fin du traitement il entend suffisamment pour rejoindre son régiment.

68 0/0, c'est-à-dire un peu plus des deux tiers, peuvent retourner au front, et parmi ceux-là il y en avait un grand nombre, presque la moitié, qui m'étaient signalés comme très sourds, plusieurs même étaient regardés comme incurables.

Les derniers se divisent en deux catégories : les uns (10 0/0) étaient et sont restés complètement sourds, les autres (22 0/0) sont arrivés à entendre quand on leur parle près de l'oreille sans forcer la voix, ils peuvent être employés dans certains services auxiliaires.

C'est aux sourds complets que la lecture sur les lèvres est utile ; il ne faut jamais l'apprendre aux demi-sourds, car ils ne se donneraient plus la peine d'écouter et la surdité augmenterait.

Je tiens à faire remarquer qu'il ne faut pas généraliser. Cette statistique ne s'applique qu'aux cas traités : on pourrait avoir des séries meilleures ou plus mauvaises, suivant les envois faits par les hôpitaux militaires.

5° Gravité des diverses sortes de lésions. — On peut se demander quelles sont les lésions les plus graves : la commotion cérébrale seule ou la commotion cérébrale accompagnée de lésions de l'oreille moyenne.

Dans les cas de commotion cérébrale on trouve 50 0/0 de succès.

Dans les cas d'otite moyenne avec commotion cérébrale, les bons cas s'élèvent à 76 0/0 et quand il n'y a que des lésions de l'oreille moyenne, je n'ai pas eu jusqu'ici d'insuccès ; cela ne veut pas dire que je n'en aurai pas plus tard.

En rangeant les lésions par ordre de gravité ascendante, nous avons donc en premier lieu les lésions de l'oreille moyenne, ensuite les lésions de l'oreille moyenne avec commotion cérébrale, enfin la commotion cérébrale seule.

Il est à remarquer que les blessés atteints de commotion cérébrale seule n'avaient jamais souffert des oreilles avant leurs blessures, tandis que parmi les soldats atteints d'otite moyenne avec commotion cérébrale on en retrouve 50 0/0 qui étaient déjà sourds avant la guerre et présentaient des lésions de l'oreille moyenne.

10 0/0 de ceux qui n'ont que des lésions de l'oreille moyenne, avaient eu dans leur enfance des otorrhées.

Une oreille qui a coulé est donc plus fragile qu'une oreille saine, en ce sens que le tympan est moins résistant; mais, en présence d'une explosion, c'est un avantage, car un tympan malade cède plus facilement qu'un tympan sain qui transmet à l'oreille interne par la chaîne des osselets l'augmentation de pression due à l'explosion, quelle que soit la voie de transmission, oreille externe ou trompe d'Eustache; il s'ensuit donc pour l'oreille interne et les centres auditifs des délabrements plus graves dans le cas de commotion cérébrale seule.

Ces résultats auraient été meilleurs si les malades avaient été placés dans un hôpital où la discipline eût été moins sévère. Les règlements hygiéniques et alimentaires d'un hôpital militaire, surtout quand ils sont appliqués d'une façon étroite, sont très souvent en contradiction avec l'intérêt de ce genre de malades.

Conclusions

1° La rééducation auditive avec la sirène à voyelles peut rendre de grands services aux hypoacousies d'origine traumatique : après le traitement les deux tiers des malades peuvent retourner au front ;

2° Chaque semaine on mesure l'acuité auditive et on sait après quinze jours de traitement les résultats qu'on pourra obtenir ;

3° Ce traitement est un traitement médical et non un traitement pédagogique, il ne peut être fait que par des médecins ;

4° On ne doit apprendre à lire sur les lèvres qu'à des sourds complets, c'est-à-dire à 10 0/0 des sourds traités par la rééducation auditive.

Les autres doivent écouter s'ils veulent continuer à entendre ;

5° On ne doit jamais faire le traitement aux blessés atteints d'écoulements d'oreille ou d'inflammation de l'oreille moyenne ; il faut attendre, pour commencer la rééducation, que tout écoulement ait cessé depuis au moins un mois.

III

RÉSUMÉ GRAPHIQUE DES OBSERVATIONS

PREMIÈRE SÉRIE

Otites moyennes

Chaque observation est accompagnée d'un graphique : *trait pointillé*, oreille droite ; *trait plein*, oreille gauche : la *courbe inférieure* représente la forme de l'acuité auditive au début du traitement ; la *courbe supérieure* représente la forme de l'acuité auditive à la fin. *Les deux traits verticaux représentent* les progrès accomplis pour chaque oreille en prenant la moyenne des indications fournies au début et à la fin du traitement.

Quand l'acuité auditive est nulle pour tous les sons, il n'y a pas de graphique.

1

Nom et Prénoms : Ba. J., 32 ans, soldat de 2ᵉ classe, cultivateur.
Régiment : Chasseurs à pied.
Entrée le 10 juillet 1915.
Sortie le 27 août 1915.

Renseignements. — Blessé le 20 juin à Arras. Enterré par éclatement d'obus.

Hôpitaux précédents. — Hôpit. du Mans : tympans normaux, mais diminution de l'audition consécutive à l'éclatement d'obus.

Symptômes à l'entrée. — Pas de bourdonnements; pas de vertiges, sauf le matin, ne dort pas. Les oreilles saignent tous les jours. Resté deux jours abruti. Tympans droit et gauche laiteux.
Tension artérielle : 13 (*Toutes les tensions sont prises avec le sphygmomètre du Dʳ Pachon*).

Diagnostic. — Otite moyenne.

Marche de la maladie. — Normale.

Acuité auditive mesurée à la sirène { Droite. Entrée 238 ; Sortie 5.
Gauche. Entrée 210 ; Sortie 5.

Observations. — A la sortie le malade entend suffisamment pour retourner au dépôt; mais son audition baisse légèrement quand il fait mauvais temps.

2

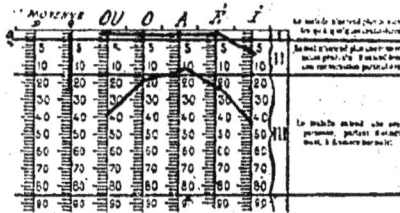

Nom et Prénoms : Ba. J., brigadier, 36 ans, forgeron-charron.
Régiment : Artillerie.
Entrée le 23 juin 1915.
Sortie le 5 août 1915.

Renseignements. — Blessé le 27 mars 1915 à Daimville (près Arras) par explosion d'obus à 12 mètres.

Hôpitaux précédents. — Verneuil-sur-Avre : commotion cérébrale ayant causé une surdité complète à gauche et demi-surdité à droite. Hôpit. n° 6 à Rouen.

Symptômes à l'entrée. — Oreille gauche perdue en 1898 après fièvre typhoïde et ayant coulé très longtemps. Oreille droite sourde après une maladie d'oreille et l'explosion. Quatre jours après : est devenu sourd avec bourdonnements. Tension artérielle : 22.
Avant l'entrée au régiment, le blessé a eu plusieurs otites moyennes à gauche.

Diagnostic. — Otite moyenne.

Marche de la maladie. — Normale.

Acuité auditive { Droite. Entrée 1 ; Sortie 1.
mesurée à la sirène { Gauche. Entrée 26 ; Sortie 3.

Observations. — Peut retourner au dépôt et travailler de son métier. Les bourdonnements ont disparu.

3

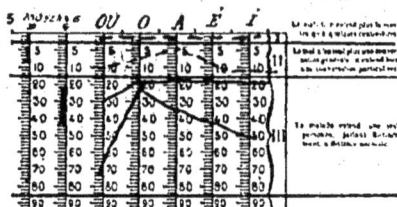

Nom et Prénoms : Mo. E., 23 ans.
Régiment : Génie, télégraphiste.
Entrée le 23 juin 1915.
Sortie le 20 août 1915.

Renseignements. — Blessé le 15 mars 1915 à Nieuport par l'éclatement d'un obus à 6 mètres.

Hôpitaux précédents. — Hôp. Dunkerque : 1er avril plaie de la face externe de la main droite par éclat d'obus et otite moyenne gauche. Hôp. Jeanne-d'Arc 6 bis à Rouen.

Symptômes à l'entrée. — Le malade était un peu dur d'oreille avant sa blessure, mais ses oreilles n'avaient jamais coulé. Cette petite surdité durait depuis sept mois. Après l'éclatement le malade devient tout à fait sourd. Pas de bourdonnements. A droite : marteau rouge, tympan mat, triangle normal. Oreille gauche normale.
Tension artérielle : 17.

Diagnostic. — Double otite moyenne.

Marche de la maladie. — Poussée d'otite gauche par grippe pendant la 4e semaine.

Acuité auditive { Droite. Entrée 9 ; Sortie 2.
mesurée à la sirène { Gauche. Entrée 42 ; Sortie 20 (l'acuité de
ce côté avant la grippe avait été de 10).

Observations. — Peut rejoindre son dépôt.

4.

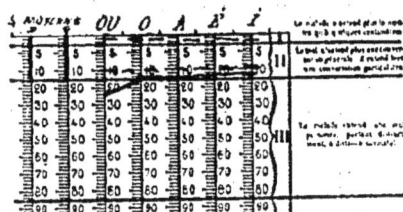

Nom et Prénoms : Le B. J., soldat de 2ᵉ classe, 32 ans. Soudeur-mécanicien.
Régiment : Fusiliers marins.
Entrée le 9 juillet 1915.
Sortie le 23 août 1915.

Renseignements. — Blessé le 9 mai 1915 à Lombaertz (près Nieuport) par explosion de torpille.

Hôpitaux précédents. — Hôpit. Yvetot. Hôpit. de Rouen : otite suppurée droite consécutive à l'explosion.

Symptômes à l'entrée. — Le malade est resté enseveli sous les sacs dans la tranchée. Brides fibreuses. Pas de perforation. Bourdonnements à droite (ou ou), l'oreille a coulé de ce côté. La gauche n'a pas coulé mais elle a les mêmes bourdonnements. Tympans normaux un peu enfoncés.
Tension artérielle : 17.

Diagnostic. — Otite moyenne.

Marche de la maladie. — Normale.

Acuité auditive (Droite. Entrée 10 ; Sortie 2.
mesurée à la sirène (Gauche. Entrée 13 ; Sortie 1.

Observations. — Entend bien, rejoint son régiment.

5

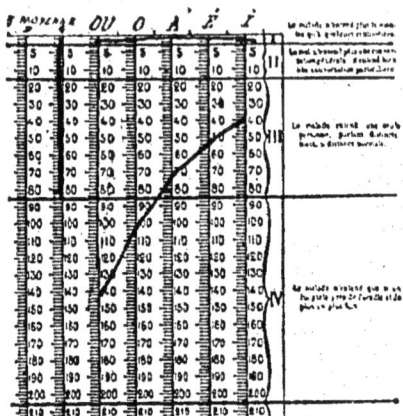

Nom et Prénoms : Le T. J., sergent fourrier, 26 ans. Sous-chef de station du Métropolitain.
Régiment : Infanterie.
Entrée le 9 juillet 1915.
Sortie le 20 août 1915.

Renseignements. — Blessé le 11 décembre à Saint-Julien (Belgique) par balle et explosion d'obus.

Hôpitaux précédents. — Hôp. de Rouen, blessure de l'avant-bras gauche par balle. Otorrhée gauche réchauffée par l'explosion.

Symptômes à l'entrée. — Tympan gauche perforé. Brides fibreuses. Écoulement arrêté depuis deux mois. N'a jamais perdu connaissance. Les oreilles n'ont jamais coulé avant la blessure. Bourdonnements disparus.
Tension artérielle : 19.

Diagnostic. — Otite moyenne.

Marche de la maladie. — Normale.

Acuité auditive ⎰ Droite. Entrée 1 ; Sortie 1.
mesurée à la sirène ⎱ Gauche. Entrée 80 ; Sortie 3.

Observations. — Le blessé dit avoir encore de la difficulté ou plutôt de la lenteur à comprendre ; peut rejoindre son dépôt.

Otites moyennes
avec commotion cérébrale

6

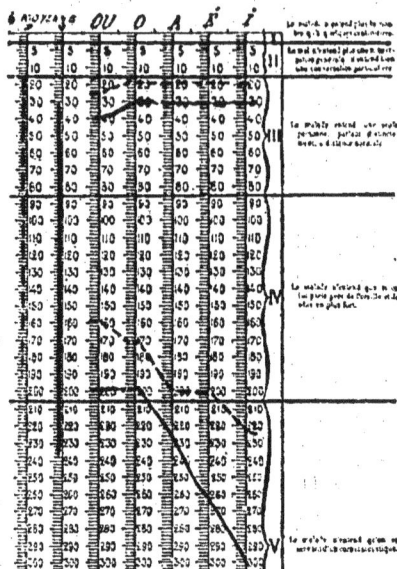

Nom et Prénoms : Ba. J., 20 ans, cultivateur.
Régiment : Infanterie.
Entrée le 21 juin 1915.
Sortie le 20 août 1915.

Renseignements. — Blessé le 3 mai 1915 en Argonne : lancé en l'air par une mine dans un poste d'écoute.

Hôpitaux précédents. — 5 mai. Henrichemont : commotion cérébrale. Surdité bilatérale par explosion de mine. *A droite*, déchirure du tympan cicatrisée actuellement. Otorrhagie ; commotion labyrinthique, audition réduite de 95 0/0 environ. *A gauche*, déchirure du tympan et commotion labyrinthique; adhérences de la membrane au fond de la caisse, perte totale de l'audition. Hôpital 78 à Bourges, le 26 mai. Service d'otologie.

Symptômes à l'entrée. — Bourdonnements comme le bruit entendu dans un coquillage. A droite : otite catarrhale ancienne, tympan épaissi, pas de triangle lumineux. A gauche : otorrhée depuis l'enfance; brides fibreuses; perforation; nombreuses adhérences. Tension artérielle : 21.

Diagnostic. — Commotion cérébrale et otite moyenne.

Marche de la maladie. — Le malade entend bien, mais comprend très mal.

		Acuité auditive	Droite.	Entrée 190 ;	Sortie 19.
		mesurée à la sirène	Gauche.	Entrée 236 ;	Sortie 32.

Observations. — Il faudrait à ce blessé deux mois de repos. Puis il devrait revenir pour faire la rééducation à la voix nue et réapprendre le français.

7

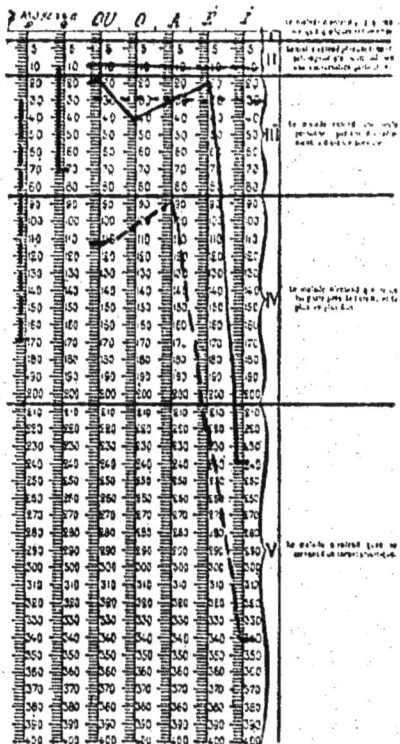

Nom et Prénoms : Ba. R., 22 ans, soldat de 2ᵉ classe, tonnelier.
Régiment : Artillerie d'Afrique.
Entrée le 3 août 1915.
Sortie le 9 septembre 1915.

Renseignements. — Blessé le 2 juin 1915 à Ypres par l'explosion d'une bombe à proximité.

Hôpitaux précédents. — Hôpital de convalescents, Chartres : otite moyenne aiguë suppurée droite, perforation du tympan et surdité prononcée consécutive à l'explosion.

Symptômes à l'entrée. — Est resté étourdi trois heures après l'explosion. L'oreille droite qui a d'abord coulé a cessé un mois avant l'arrivée. Bourdonnements. Étourdissements, vertiges surtout le soir. Dort bien sauf quand il a des vertiges. Les oreilles n'ont jamais coulé avant. Tympans normaux. Tension artérielle : 17.

Diagnostic. — Commotion cérébrale et otite moyenne.

Marche de la maladie. — Normale.

Acuité auditive { Droite. Entrée 170 ; Sortie 30.
mesurée à la sirène { Gauche. Entrée 70 ; Sortie 10.

Observations. — Entend bien, peut rejoindre son dépôt.

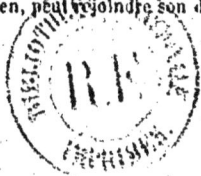

2

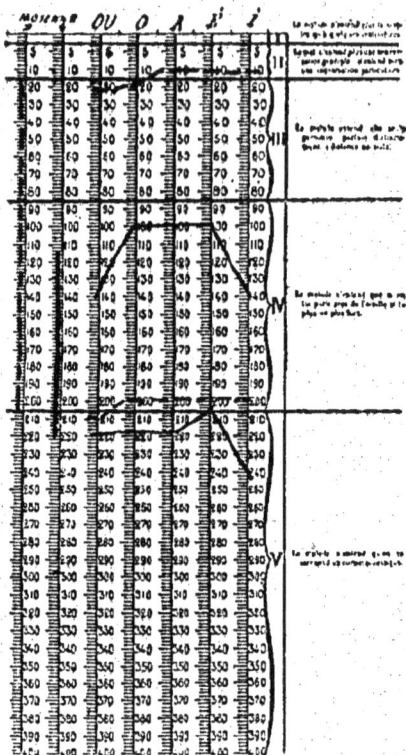

8

Nom et Prénoms : Bl. R., 41 ans, soldat de 2ᵉ classe, cultivateur.

Régiment : Territoriale.

Entrée le 3 juillet 1915.

Sortie le 20 août 1915.

Renseignements. — Blessé le 10 janvier à Inglingen (Alsace) par une marmite. Enterré dans la tranchée et devenu sourd.

Hôpitaux précédents. — Bourges, service d'otologie : surdité par explosion de bombe. Otite scléreuse bilatérale avec commotion labyrinthique; aucune lésion objective due à la déflagration, mais tympans blancs laiteux épaissis symptomatiques d'un processus scléreux remontant à plusieurs années. À droite acuité auditive diminuée de 90 0/0; à gauche, surdité totale (Bourges).

Symptômes à l'entrée. — Mal de tête frontal. Parfois éblouissements. Pas de vertiges. Les deux tympans sont mats, sans triangles comme dans une ancienne otite scléreuse. Tension artérielle : 15.

Diagnostic. — Commotion cérébrale et otite moyenne scléreuse.

Marche de la maladie. — Normale, sauf grippe au milieu du traitement.

Acuité auditive mesurée à la sirène { Droite. Entrée 200 ; Sortie 16.
Gauche. Entrée 225 ; Sortie 110.

Observations. — L'histoire de ce malade est intéressante. Blessé le 10 janvier. Evacué à Belfort le 19 dans un service d'otologie. Proposé pour la réforme. Envoyé à Besançon puis au dépôt. Envoyé au bataillon de garde au Creusot ; le 10 mars la Commission le propose pour la réforme nᵒ 1. Envoyé à Autun. Renvoyé au Creusot. Renvoyé au service d'otologie de Bourges. Rentré au Creusot. Puis renvoyé à La Flèche le 3 juillet. Repart sur sa demande avec un mois de convalescence ; il entend suffisamment à droite pour reprendre son service au régiment ; j'espère que les maux de tête que le blessé avait parfois avant sa blessure disparaîtront pendant sa convalescence.

9

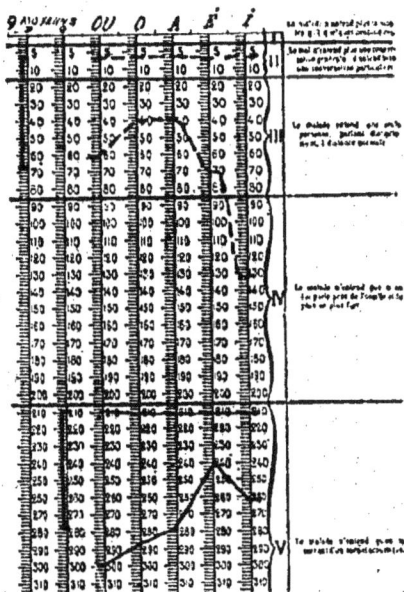

Nom et Prénoms : Ca. J., 24 ans, soldat de 2ᵉ classe.
Régiment : Zouaves.
Entrée le 7 août 1915.
Sortie le 9 septembre 1915.

Renseignements. — Blessé le 31 mai 1915, en Belgique, par l'éclatement d'un obus.

Hôpitaux précédents. — 1ᵉʳ juin. Hôp. Temporaire de la Visitation Boulogne-sur-Mer. Plaie en séton du pouce droit par balle. Éclats légers au dos. Radiographie le 9 juin : fracture de la deuxième phalange du pouce droit. Perforation du tympan gauche et perte complète de l'audition. Sclérose du tympan droit. Catarrhe du conduit auditif. Diminution très prononcée de l'audition. Lésions consécutives à l'éclatement d'un obus. Atteint d'éclatement du tympan avec troubles labyrinthiques à gauche et otite moyenne catarrhale (Dunkerque).

Symptômes à l'entrée. — Les oreilles n'ont jamais coulé. Abruti et enterré dix minutes. N'a pas de bourdonnements. A des vertiges s'il va au soleil. Mal de tête frontal. Tympans enfoncés avec brides : ont dû éclater. Tension artérielle : 20.

Diagnostic. — Otite moyenne et commotion cérébrale.

Marche de la maladie. — Normale.

Acuité auditive { Droite. Entrée 70 ; Sortie 6.
mesurée à la sirène { Gauche. Entrée 275 ; Sortie 210.

Observations. — Entend bien d'une oreille ; peut rejoindre son dépôt.

10

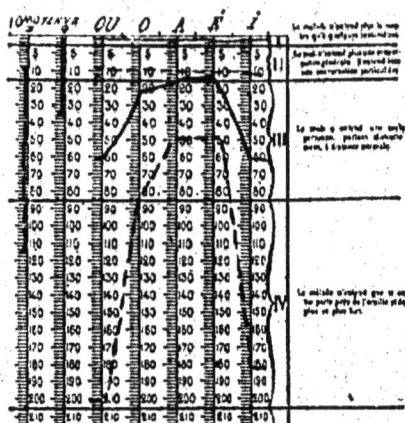

Nom et Prénoms : Ch. L., 37 ans, adjudant, voyageur de commerce.
Régiment : Territoriale.
Entrée le 15 juin 1915.
Sortie le 2 septembre 1915.

Renseignements. — Blessé le 15 mai à Ypres par deux éclats d'obus à la partie occipito-médiane. Pas de fracture du crâne.

Hôpitaux précédents. — 17 mai. Hôp. 21, La Flèche. Hémorragie abondante au niveau de la blessure, épistaxis, vertiges, surdité.

Symptômes à l'entrée. — Vertiges et bruit d'une rivière qui coule.
L'oreille droite fait mal quand le malade se mouche. Elle n'a jamais coulé, cependant le tympan a des brides fibreuses.
L'oreille gauche a un tympan épaissi sans triangle. Ancienne otite catarrhale. Tension artérielle : 16.

Diagnostic. — Otite moyenne.

Marche de la maladie. — Normale, sauf grippe à la 5e semaine, ce qui a forcé à interrompre le traitement pendant un mois.

Acuité auditive { Droite. Entrée 112 ; Sortie 8.
mesurée à la sirène { Gauche. Entrée 35 ; Sortie 2.

Observations. — Entend bien, peut rejoindre son dépôt.

11

Nom et Prénoms : Cl. E., 32 ans.
Régiment : Zouaves.
Entrée le 1er juillet 1915.
Sortie le 2 septembre 1915.

Renseignements. — Blessé le 23 avril 1915, à Schwiscote (près Ypres), par éclats d'obus sur la joue droite et au bras droit, hémorragie du nez et de la bouche puis surdité.

Hôpitaux précédents. — Hôp. de Calais, 24 avril. Hôp. de Cayeux-sur-Mer, 2 mai; hypoacousie droite.

Symptômes à l'entrée. — Bourdonnements nuls. A droite : otite moyenne ancienne. Les deux tympans sont mats et un peu enfoncés. Tension artérielle : 20.

Diagnostic. — Otite moyenne.

Marche de la maladie. — Le traitement a dû être interrompu plusieurs fois; le blessé ayant de la myringite chaque fois qu'une pharyngite rhumatismale° se déclarait sous l'influence d'un abaissement de température. Coliques néphrétiques.

Acuité auditive { Droite. Entrée 64; Sortie 7.
mesurée à la sirène { Gauche. Entrée 1; Sortie 1.

Observations. — Entend bien, peut rejoindre son dépôt.

12

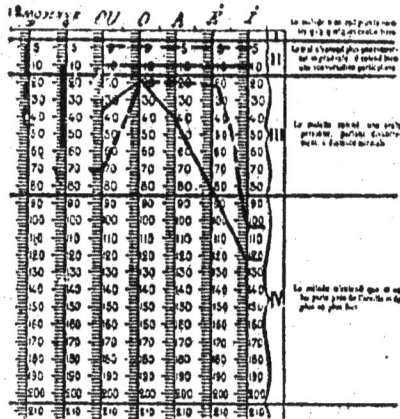

Nom et Prénoms : De. G., 20 ans, soldat de 2ᵉ classe, imprimeur.
Régiment : Chasseurs à pied.
Entrée le 10 juillet 1915.
Sortie le 27 août 1915.

Renseignements. — Blessé le 24 juin au Labyrinthe par un obus de 210 ayant éclaté à 1 mètre. Abruti douze heures.

Hôpitaux précédents. — Hôp. du Mans : lésions tympaniques droite et gauche (enfoncement), immobilisation, brides cicatricielles, taches sanguines, surdité.

Symptômes à l'entrée. — Pas de bourdonnements. Pas de vertiges, pas d'écoulement, pas de maux de tête. Rien aux yeux. Dort bien. Tympan gauche perforé, tympan droit enfoncé. Les deux tympans présentent des brides fibreuses. Tension artérielle : 16.

Diagnostic. — Otites moyennes et commotion cérébrale.

Marche de la maladie. — 25 juillet : grippe et double écoulement pendant quinze jours.

Acuité auditive   (Droite.   Entrée 46 ;   Sortie 5.
mesurée à la sirène   (Gauche. Entrée 57 ;   Sortie 10.

Observations. — Entend bien, peut rejoindre son dépôt ; mais il n'est pas impossible qu'il y ait une rechute des otites moyennes, sous l'influence d'une grippe.

13

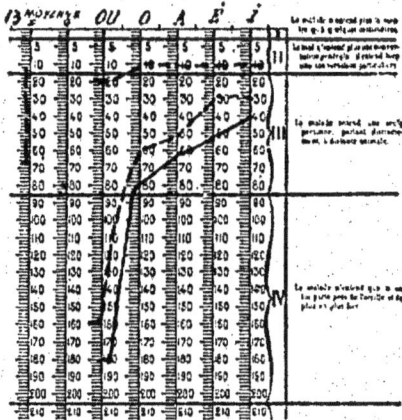

Nom et Prénoms : De. J., 33 ans, sergent, facteur.
Régiment : Chasseurs à pied.
Entrée le 10 juillet 1915.
Sortie le 15 septembre 1915.

Renseignements. — Blessé le 20 mars au bois de la Grurie. Culbuté par un obus de 105. Projeté à 10 mètres. Luxation de la hanche puis enseveli dans une tranchée, est resté abruti quinze jours.

Hôpitaux précédents. — Hôp. de Nevers. Déchirure des deux tympans actuellement cicatrisés. L'audition, au dire du blessé, s'améliore de jour en jour.

Symptômes à l'entrée. — Bourdonnements (sifflements) à gauche déjà diminués. Il n'y en a pas à droite. Le malade a eu des vertiges par temps orageux en regardant couler l'eau. L'oreille gauche a coulé et coule encore. L'oreille droite n'a jamais coulé. Maux de- tête. Le malade dort bien. Tympan gauche perforé, tympan droit normal. Tension artérielle : 21.

Diagnostic. — Otite moyenne ancienne à droite. A gauche otite moyenne ancienne. Perforation et bourgeons charnus.

Marche de la maladie. — L'oreille droite seule a pu être rééduquée. L'oreille gauche a été soignée par les moyens ordinaires. L'écoulement diminue beaucoup et a cessé au départ, d'où amélioration de l'audition à gauche.

	Acuité auditive mesurée à la sirène	Droite. Entrée 66 ; Sortie 12.
		Gauche. Entrée 82 ; Sortie 50.

Le blessé rejoint son dépôt.

14

Nom et Prénoms : Di. G., 37 ans, soldat de 2ᵉ classe, chauffeur.
Régiment : Zouaves de marche.
Entrée le 4 août 1915.
Sortie le 27 août 1915.

Renseignements. — Blessé le 28 mai 1915 à Ypres par un éclatement de marmite. Resté abruti quatre heures.

Hôpitaux précédents. — Ambulance nᵒ 153, à Penin (Pas-de-Calais). Otite suppurée droite. Hôp. 21 à La Flèche.

Symptômes à l'entrée. — Double otite moyenne suppurée. Les oreilles qui n'avaient jamais coulé avant la blessure ont coulé après. L'oreille droite continue à couler. Pas de bourdonnements, pas de vertiges, pas de maux de tête. Bon sommeil. Tympan droit coule. Tympan gauche : brides nombreuses. Tension artérielle : 21.

Diagnostic. — Otite moyenne et commotion cérébrale. Surdité droite. Entend à gauche.

Marche de la maladie. — Normale. L'oreille droite étant incomplètement guérie de l'écoulement n'a pas suivi le traitement de rééducation, mais a été soignée suivant les méthodes ordinaires.

Acuité auditive
mesurée à la sirène } Gauche. Entrée 110 ; Sortie 5.

Observations. — Le blessé retourne au dépôt.

15

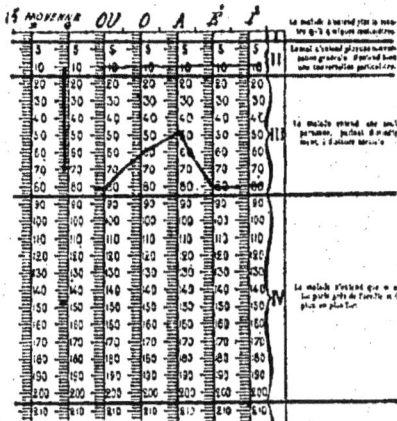

Nom et Prénoms : Go. J., 26 ans, soldat de 2ᵉ classe, cultivateur.
Régiment : Infanterie.
Entrée le 20 août 1915.
Sortie le 15 septembre 1915.

Renseignements. — Blessé le 28 février 1915 à　　　　par éclatement d'obus.
Évanoui quatre heures.

Hôpitaux précédents. — Hosp. civil Fauville (Seine-Inférieure). Hôp. annexe 6 à Rouen (14 juin). Commotion par éclatement d'obus. Otite et surdité droites.

Symptômes à l'entrée. — L'oreille droite a coulé trois mois et parfois du sang. L'oreille gauche n'a jamais coulé, mais est douloureuse. Bourdonnements (où où), parfois des vertiges. Mal de tête frontal. Le malade est resté un mois complètement sourd des deux oreilles. L'œil droit a été perdu six semaines. Actuellement il voit encore mal. Tympan gauche enfoncé avec brides fibreuses. Tympan droit complètement détruit. Tension artérielle : 20.

Diagnostic. — Commotion cérébrale et otite moyenne.

Marche de la maladie. — Normale.

Acuité auditive (Droite. Entrée 0 ; Sortie 0.
mesurée à la sirène ｝ Gauche. Entrée 70 ; Sortie 10.

Observations. — Le blessé rejoint son dépôt.

16

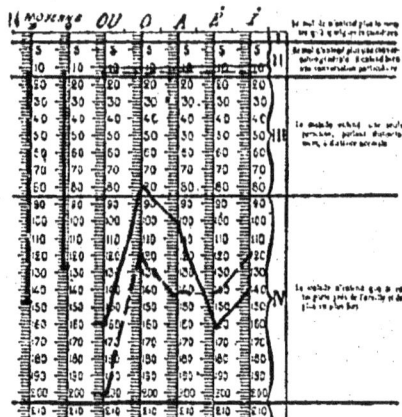

Nom et Prénoms : He. E., 43 ans, soldat de 2ᵉ classe, industriel électricien.
Régiment : Territoriale.
Entrée le 22 juillet 1915.
Sortie le 3 septembre 1915.

Renseignements. — Blessé le 20 mai 1915 à Nieuport par éclatement de tor-pille aérienne. Resté abruti quatre jours.

Hôpitaux précédents. — 3 juin Hôp. temporaire 110 à Calais : surdité. Perfora-tion tympanique *droite*. Otorrhée datant de quatre jours non accidentelle. A *gauche* surdité ancienne. Perforation constatée à Grande-Dune (Nieuport).

Symptômes à l'entrée. — Bourdonnements (bruit de la mer). Pas de vertiges. Mal de tête frontal. L'oreille droite a cessé de couler depuis vingt jours. L'oreille gauche est absolument sourde depuis 1900 après abcès. Tympan droit : brides fibreuses. Tympan gauche mat, sans triangle. Tension artérielle : 19.

Diagnostic. — Anciennes otorrhées et commotion cérébrale.

Marche de la maladie. — Normale.

<table>
<tr><td rowspan="2">Acuité auditive
mesurée à la sirène</td><td>Droite.</td><td>Entrée 114 ;</td><td>Sortie 10.</td></tr>
<tr><td>Gauche.</td><td>Entrée 128 ;</td><td>Sortie 10.</td></tr>
</table>

Observations. — Les deux oreilles sont très sensibles ; elles ont été soignées sous une pression de un demi-millimètre d'eau. Le blessé rejoint son dépôt.

17

SURDITÉ COMPLÈTE
POUR TOUS LES SONS

Nom et Prénoms : Hi. J., 34 ans, pilote.
Régiment : Infanterie coloniale.
Entrée le 21 juin 1915.
Sortie le 12 août 1915.

Renseignements. — Blessé le 23 mars 1915 en Argonne par explosion d'obus.

Hôpitaux précédents. — Vierzon, 12 avril : otite cicatricielle adhésive bilatérale avec commotion labyrinthique par explosion d'obus, surdité presque complète. 26 mai annexe Beaumont Bourges : écoulement purulent oreille droite. Surdité presque complète des deux oreilles.

Symptômes à l'entrée. — Vertiges quand le malade va à la selle ou marche. A perdu toute mémoire. Dort très mal. Tympans épaissis sans triangle. Tension artérielle : 16.

Diagnostic. — Otite cicatricielle ancienne adhésive avec commotion labyrinthique.

Marche de la maladie. — Amélioration à peine sensible de l'audition à droite. Les vertiges ont disparu presque complètement. La mémoire revient. Le malade dort bien. L'état général est très bon.

	Acuité auditive mesurée à la sirène	Droite.	Entrée 0 ;	Sortie 0.
		Gauche.	Entrée 0 ;	Sortie 0.

Observations. — A un moment, le blessé a perçu certains sons de la sirène; mais il y a eu une nouvelle poussée d'otite, et l'audition a diminué : faire reposer le blessé chez lui pendant deux mois, puis reprendre le traitement. Si on n'obtient aucun résultat, à réformer; apprendre la lecture sur les lèvres.

18

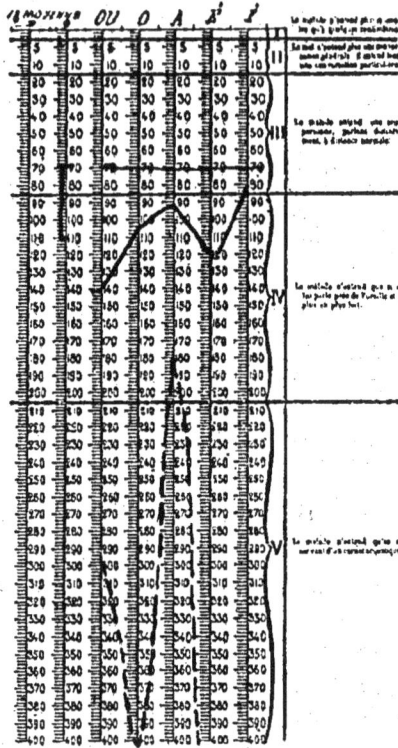

Nom et Prénoms : Ho. P., 23 ans, soldat de 2e classe, cultivateur.
Régiment : Infanterie.
Entrée le 2 août 1915.
Sortie le 15 septembre 1915.

Renseignements. — Blessé le 27 février 1915 à Ypres par éclatement d'obus. Est resté évanoui une heure.

Hôpitaux précédents. — 28 février Hôp. Lamartine à Dunkerque. Hôp. auxiliaire n° 202 à Mesnières (Seine-Inférieure). Hôp. annexe n° 6 à Rouen : commotion par éclatement d'obus. Surdité droite.

Symptômes à l'entrée. — Les oreilles ont coulé quand le malade était enfant. Bourdonnements (sifflements). Vertiges rares. L'oreille droite a saigné après la blessure. Les tympans sont normaux. Tension artérielle : 20.

Diagnostic. — Commotion cérébrale et anciennes otorrhées guéries.

Marche de la maladie. — Normale.

Acuité auditive mesurée à la sirène { Droite. Entrée 380 ; Sortie 380.
{ Gauche. Entrée 110 ; Sortie 70.

Observations. — Entend beaucoup mieux qu'il ne comprend, mais peu à peu la compréhension des mots revient et il entend quand on lui parle près de l'oreille doucement et lentement. Peut être utile dans un service auxiliaire.

19

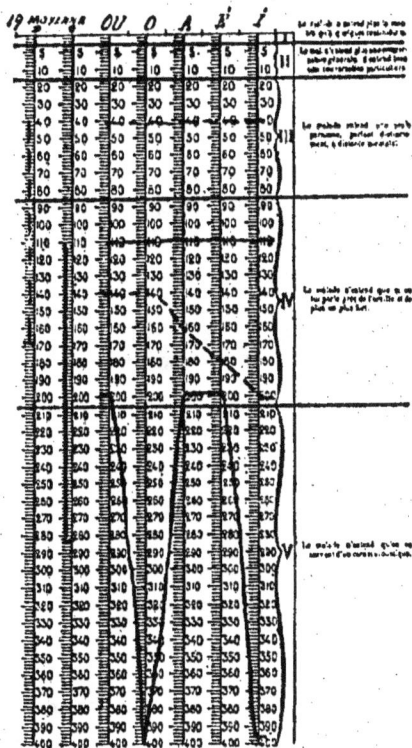

Nom et Prénoms : Hu. A., 21 ans, soldat de 1re classe, employé de commerce.
Régiment : Zouaves.
Entrée le 3 août 1915.
Sortie le 15 septembre 1915.
Renseignements. — Blessé le 31 mai 1915 à Ypres par torpille aérienne. Aveuglé et étourdi pendant une demi-heure.
Hôpitaux précédents. — Hôp.-dépôt de convalescents quartier d'Aboville. Otite moyenne aiguë suppurée double avec perforation du tympan gauche. Surdité très prononcée.
Symptômes à l'entrée. — Les oreilles ont coulé abondamment jusqu'à il y a quinze jours. Elles n'avaient jamais été malades avant. L'oreille gauche est douloureuse. Les tympans sont normaux, un peu enfoncés. Bourdonnements (*où oû*). Mal de tête frontal. Le malade dort bien. Tension artérielle : 18.
Diagnostic. — Otite moyenne et commotion cérébrale.
Marche de la maladie. — Normale.
      Acuité auditive   { Droite.   Entrée 170 ; Sortie 40.
      mesurée à la sirène { Gauche. Entrée 280 ; Sortie 110.
Observations. — Le malade entend suffisamment ; peut rejoindre son dépôt.

20

Nom et Prénoms : La. G., 25 ans, quartier-maitre mécanicien, tourneur.
Régiment : Fusiliers marins.
Entrée le 2 août 1915.
Sortie le 3 septembre 1915.

Renseignements. — Blessé le 9 mai 1915 à Dixmude par une torpille aérienne.

Hôpitaux militaires. — Hôp. complément. n° 30 à Yvetot (Seine-Inférieure) Hôp. annexe 6 à   (9 juin). Otite gauche consécutive à l'éclatement d'une bombe. Hosp. de Fauville (Seine-Inférieure) (13 juin). Surdité complète à droite et otite suppurée. L'œil droit est très fatigué.

Symptômes à l'entrée. — Le malade est resté dans la tranchée jusqu'au soir quoique très abruti. Les oreilles n'ont jamais coulé avant la blessure. Elles ont coulé après l'explosion pendant quinze jours. L'oreille gauche fait mal de temps en temps. Bourdonnements (bruit de la mer). Vertiges. Tympan gauche enfoncé sans triangle. Brides fibreuses. Le tympan droit est perforé en haut. Le sommeil est assez bon. Tension artérielle : 20.

Diagnostic. — Commotion cérébrale et otite moyenne.

Marche de la maladie. — Normale.

Acuité auditive mesurée à la sirène { Droite. Entrée 25 ; Sortie 5.
{ Gauche. Entrée 40 ; Sortie 10.

Observations. — Entend bien ; rejoint son dépôt.

21

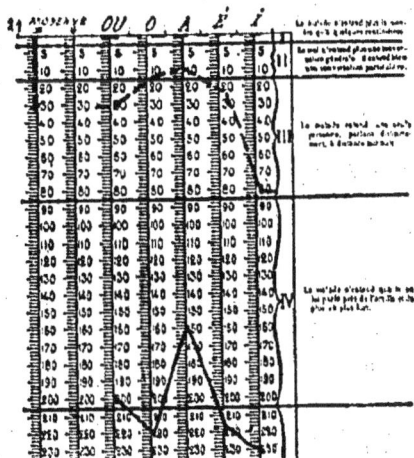

Nom et Prénoms : Le. A., 22 ans, cultivateur.
Régiment : Infanterie.
Entrée le 30 juillet 1915.
Sortie le 6 septembre 1915.

Renseignements. — Blessé le 28 février 1915, à Beauséjour, par l'éclatement d'un obus. Un éclat est entré dans l'oreille gauche, mais en a été retiré. Est resté évanoui une demi-journée.

Hôpitaux précédents. — Châtel-Guyon, 2 mars. Hôp. 69. Combrande. Riom, Clermont-Ferrand. Convalescence. Boulogne-sur-Mer. Hôp. n° 38, en mai. Otite bilatérale. Vertiges et perte de connaissance précédée par douleurs et bourdonnements à gauche (ces évanouissements durent de une à dix minutes). L'oreille droite entend. A gauche surdité presque totale. Otite chronique bilatérale en voie d'essèchement. Vertige de Ménière probable.

Symptômes à l'entrée. — Tympan droit : brides fibreuses. Le malade ne souffre plus de ce côté. A gauche conduit plein de pus desséché noir. Vertiges. Tension artérielle : 18.

Diagnostic. — Otites moyennes avec commotion cérébrale et vertige de Ménière.

Marche de la maladie. — Les vertiges à l'arrivée étaient si violents, que le blessé a dû être amené par un infirmier. Ils ont complètement disparu.

> Acuité auditive } Droite. Entrée 30 ; Sortie 1.
> mesurée à la sirène } Gauche. Entrée 210 ; Sortie 210.

Observations. — L'oreille droite seule a suivi la rééducation. L'oreille gauche ne coule plus, mais c'est trop tôt pour lui faire suivre un traitement de rééducation. Le blessé rejoint son dépôt.

22

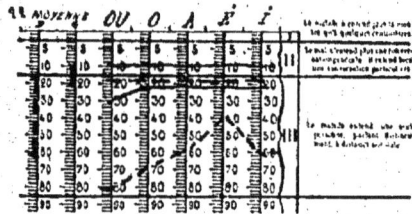

Nom et Prénoms : Le. E., 29 ans, soldat de 1ᵉ classe, cultivateur.
Régiment : Infanterie.
Entrée le 18 juillet 1915.
Sortie le 27 août 1915.

Renseignements. — Blessé le 13 juin 1915 à Touvant.

Hôpitaux précédents. — 18 juin. Évacué à Attichy. Plaies multiples du membre inférieur droit et du cuir chevelu par éclats d'obus. Surdité. Hôp. 21 La Flèche.

Symptômes à l'entrée. — A eu des écoulements d'oreille à l'âge de huit ans. A saigné du nez et de la bouche après sa blessure, mais jamais des oreilles. Sourd aussitôt après la blessure. Bourdonnements : ou ou... dans la tête. Vertiges quand il est debout et fixe un objet. Tympans normaux. Tension artérielle : 17.

Diagnostic. — Anciennes otites moyennes guéries actuellement.

Marche de la maladie. — Normale. Les bourdonnements et les vertiges ont diminué.

Acuité auditive mesurée à la sirène			
Droite.	Entrée 62 ;	Sortie 18.
Gauche.	Entrée 22 ;	Sortie 10.

Observations. — Entend mieux. Peut rejoindre son dépôt.

23

SURDITÉ COMPLÈTE
POUR TOUS LES SONS

Nom et Prénoms : Ma. F., 28 ans, classe 1907, cimentier.
Régiment : Zouaves. Etat-major.
Entrée le 1ᵉʳ juillet 1915.
Sortie le 27 août 1915.

Renseignements. — Blessé le 17 septembre 1914 à Arras, à la tempe, puis à Langemare (près Ypres), le 23 avril, asphyxie puis hémorragie des oreilles pendant trente jours.

Hôpitaux précédents. — Poperingue. Calais 23 avril. Cayeux-sur-Mer. Surdité progressive depuis la première blessure (2 mai).

Symptômes à l'entrée. — Bourdonnements : ou ou... Tympan droit : bouchon cérumineux. Tympan gauche : mat, sans triangle. Tension artérielle : 18. Maux de tête continus et très violents de la région frontale.

Diagnostic. — Otite moyenne gauche et commotion cérébrale.

Marche de la maladie. — Le 20 juillet une otite moyenne se déclare à gauche. Elle semble guérie le 20 août, mais la surdité est devenue complète.

Acuité auditive mesurée à la sirène		
Droite.	Entrée 0 ;	Sortie 0.
Gauche.	Entrée 0 ;	Sortie 0.

Observations. — L'oreille droite n'a jamais entendu. L'oreille gauche commençait à entendre à la voix nue, lorsqu'à la suite d'une grippe, l'otite moyenne gauche s'est réveillée. L'écoulement a duré un mois, et la surdité est devenue complète. Comme on ne pouvait plus faire la rééducation, le malade demande à repartir (à revoir après trois mois de convalescence).

24

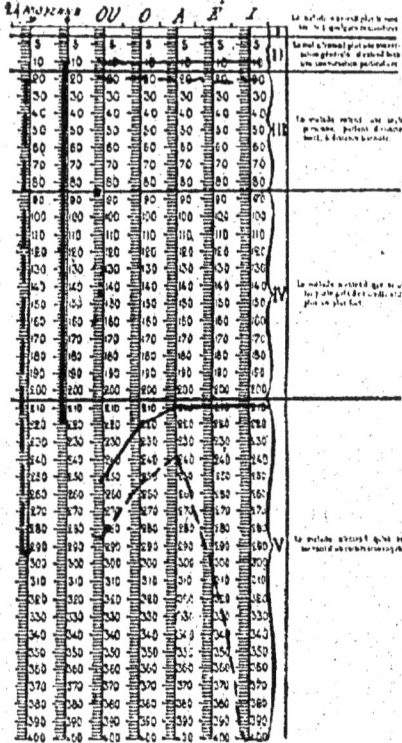

Nom et Prénoms : Or. E., 32 ans, soldat de 2ᵉ classe, commis des Postes et Télégraphes.

Régiment : Zouaves de marche.

Entrée le 9 juillet 1915.

Sortie le 27 août 1915.

Renseignements. — Blessé le 16 mai 1915 à Longemare (Belgique) par marmite tombée à côté, projeté en l'air. Resté fou dix jours.

Hôpitaux précédents. — Hôp. Jeanne-d'Arc à Rouen, surdité par suite d'éclatement d'obus.

Symptômes à l'entrée. — A eu fièvres intermittentes et pris de la quinine. A droite, ancienne otite. L'oreille a coulé pendant l'enfance et n'a jamais bien entendu. N'a pas coulé après l'explosion. Tympan normal. A gauche, n'a pas coulé. Pas de bourdonnements, mais parfois comme un poids lourd et fièvre. Tympan normal, pouvait lire le télégraphe au son. Tension artérielle : 20.

Diagnostic. — Commotion cérébrale et anciennes otites moyennes.

Marche de la maladie. — Normale.

    Acuité auditive { Droite. Entrée 294 ; Sortie 20.

    mesurée à la sirène { Gauche. Entrée 220 ; Sortie 10.

Observations. — Déclare entendre suffisamment et vouloir repartir, peut rejoindre son dépôt.

Nom et Prénoms : Ou. M., 36 ans, sergent.
Régiment : Tirailleurs.
Entrée le 25 juin 1915.
Sortie le 27 août 1915

Renseignements. — Blessé le 20 février 1915, à Tracy-le-Mont, par éclatement d'obus.

Hôpitaux précédents. — Hôp. de Toulouse. Écoulement de sang par les oreilles. Otite traumatique bilatérale : surdité par commotion labyrinthique. Déchirure du tympan.

Symptômes à l'entrée. — Pas de bourdonnements. Pas de vertiges. Violentes douleurs de tête. Tympans normaux. Tension artérielle : 18.

Diagnostic. — Commotion cérébrale.

Marche de la maladie. — Le 18 juillet, adénite cervicale ; rééducation interrompue reprise le 6 août. Les douleurs de tête persistent.

Acuité auditive ⎰ Droite. Entrée 0 ; Sortie 170.
mesurée à la sirène ⎱ Gauche. Entrée 0 ; Sortie 0.

Observations. — Le malade entend quand on lui parle doucement et lentement près de l'oreille droite. Bon pour le service auxiliaire.

26

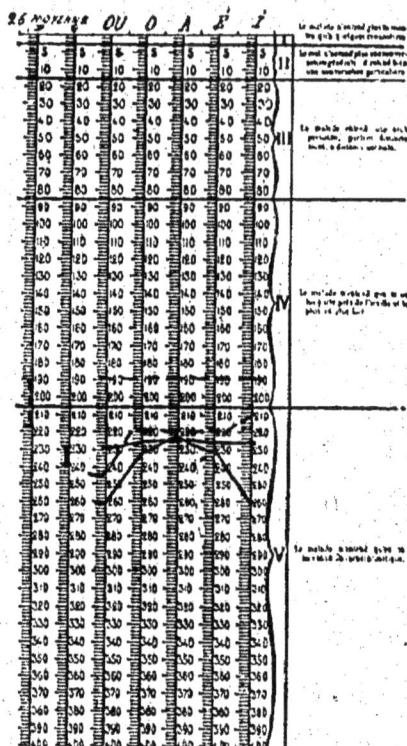

Nom et Prénoms : Pe. F., 21 ans, caporal, cultivateur.
Régiment : Chasseurs à pied.
Entrée le 7 juillet 1915.
Sortie le 27 août 1915.

Renseignements. — Blessé le 1er décembre 1914 à Dixmude par éclatement d'obus.

Hôpitaux précédents. — Du 1er au 4 décembre. Hôp. de Dunkerque, resté sans connaissance. Hôp. n° 5 à Rennes jusqu'au 19 janvier. Hôp. Mac-Mahon à Rennes jusqu'au 27 janvier. Convalescence de trois mois. 27 avril : dépôt. Puis service d'oto-rhino-laryngologie à Limoges, non amélioré ; blessure cicatricielle par éclat d'obus région mastoïdienne gauche. Commotion labyrinthique. Surdité très grande à droite, presque complète à gauche.

Symptômes à l'entrée. — Les oreilles ont coulé jusqu'en janvier. Plus de vertiges. Bourdonnements (son quelconque). Tympan droit normal. Tympan gauche un peu laiteux. Tension artérielle : 17.

Diagnostic. — Otite moyenne et commotion cérébrale.

Marche de la maladie. — Otite moyenne à droite, qui a interrompu souvent le traitement.

Acuité auditive (Droite. Entrée 220 ; Sortie 190 (coule par intermittences). mesurée à la sirène (Gauche. Entrée 240 ; Sortie 230.

Observations. — Ces progrès faits par le malade sont insignifiants. Peut être utile dans certains services auxiliaires.

27

Dans ce graphique
le trait vertical
part de 30 et non de 15.

Nom et Prénoms : Pi. J., 37 ans, adjudant, instituteur.
Régiment : Territoriale.
Entrée le 10 juillet 1915.
Sortie le 20 août 1915.

Renseignements. — Blessé le 7 novembre 1914 à Korteker-Cabaret (Belgique) par un éclatement d'obus. Le malade est resté hébété dans la tranchée au milieu de huit morts.

Hôpitaux précédents. — Rouen : surdité gauche consécutive à l'explosion.

Symptômes à l'entrée. — A gauche : otite moyenne, suppurée, guérie depuis le 18 juin. Tympan avec brides fibreuses. Tympan droit normal. Bourdonnements (cri du grillon). Pas de vertiges. Tension artérielle : 15.

Diagnostic. — Otite moyenne gauche.

Marche de la maladie. — Normale.

Acuité auditive { Droite. Entrée 1 ; Sortie 1.
mesurée à la sirène } Gauche. Entrée 30 ; Sortie 2.

Observations. — Le blessé rejoint son dépôt.

28

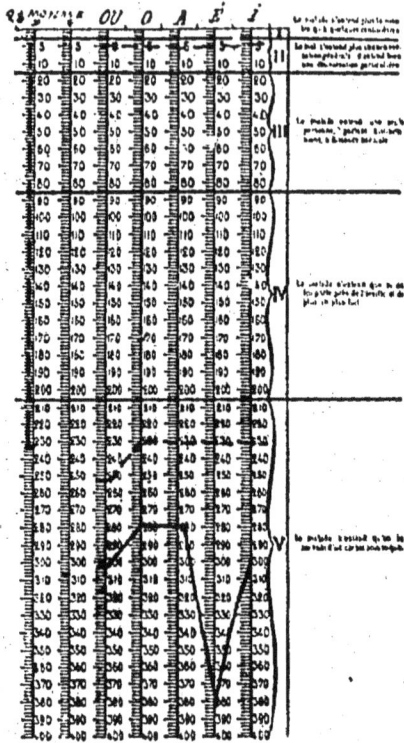

Nom et Prénoms : Ré. A., 21 ans, mineur.
Régiment : Infanterie.
Entrée le 23 juin 1915.
Sortie le 15 septembre 1915.

Renseignements. — Blessé le 15 mars 1915 aux Hurlus par obus de 77 tombé à 2 mètres.

Hôpitaux précédents. — Toulouse, otite moyenne aiguë ayant cessé le 22 avril. Otite cicatricielle gauche.

Symptômes à l'entrée. — Bourdonnements (sifflements). Maux de tête continuels. Vertiges. Tympans opaques avec point lumineux. Tension artérielle : 16.

Diagnostic. — Anciennes otites moyennes aiguës, pas de perforation. Brides fibreuses nombreuses.

Marche de la maladie. — Le 10 juillet : mastoïdite à gauche. Traitement suspendu jusqu'au 3 août. Il n'y a pas eu besoin de trépanation.

Acuité auditive (Droite. Entrée 234; Sortie 5.
mesurée à la sirène (Gauche. Entrée 308; Sortie 308.

Observations. — L'oreille droite seule a suivi la rééducation. Peut rejoindre son dépôt.

29

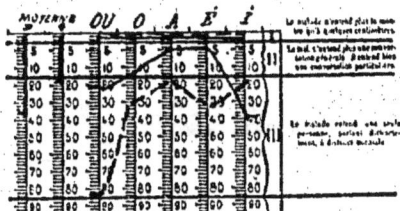

Nom et Prénoms : Sa. F., 31 ans, horloger.
Régiment : Infanterie.
Entrée le 15 juin 1915.
Sortie le 20 août 1915.

Renseignements. — Blessé le 18 juin 1915 à La Boisselle (près Albert) (Somme), par une balle ayant emporté la partie supérieure du pavillon gauche et pénétré dans le crâne. Devenu complètement sourd avec bourdonnements (guêpe).

Hôpitaux précédents. — Hôp. mixte La Flèche. Ablation supérieure du pavillon de l'oreille gauche. Perforation du tympan. Otite moyenne suppurée. Troubles de l'audition et de la gustation. Trépanation. Ablation d'esquilles. Abrasement des segments osseux. Audition meilleure après la trépanation mais écoulement abondant des deux oreilles.

Symptômes à l'entrée. — Les deux oreilles sont complètement bouchées par du pus desséché. Après ablation des bouchons cérumineux, tympan gauche perforé. Tympan droit : otite moyenne aiguë, perforation. Tension artérielle : 17.

Diagnostic. — Otite moyenne droite. Commotion cérébrale et otite moyenne gauche.

Marche de la maladie. — Normale. Les oreilles ont été soignées successivement, parce que au début l'oreille droite coulait.

Acuité auditive { Droite. Entrée 36 ; Sortie 2.
mesurée à la sirène { Gauche. Entrée 16 ; Sortie 2.

Observations. — Peut rejoindre son dépôt.

30

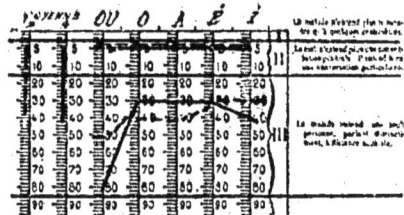

Nom et Prénoms : Vn. JI., 40 ans, soldat de 2ᵉ classe, mineur.
Régiment : Etranger.
Entrée le 11 août 1915.
Sortie le 7 septembre 1915.

Renseignements. — Blessé le 16 juin 1915 à Notre-Dame-de-Lorette par éclats de bombe.

Hôpitaux précédents. — Poste de secours du Mont Saint-Eloi. Le 20 juin 1915. Hôp. Temporaire nº 41 à La Flèche : large plaie pénétrante, fesse gauche. Surdité.

Symptômes à l'entrée. — Sourd depuis le 9 mai. Bourdonnements à droite (sifflements). Vertiges soir et matin et si le malade penche la tête. Dort mal. Mange bien. Tympan droit normal. Tympan gauche perforé. Mal à la tête, dans la région frontale. Tension artérielle : 28. Sifflements d'oreille.

Diagnostic. — Otite moyenne et commotion cérébrale.

Marche de la maladie. — Traitement interrompu par bronchite à la fin de la quatrième semaine.

Acuité auditive ⎰ Droite. Entrée 38 ; Sortie 5.
mesurée à la sirène ⎱ Gauche. Entrée 42 ; Sortie 5.

Observations. — Entend suffisamment pour retourner au dépôt.

31

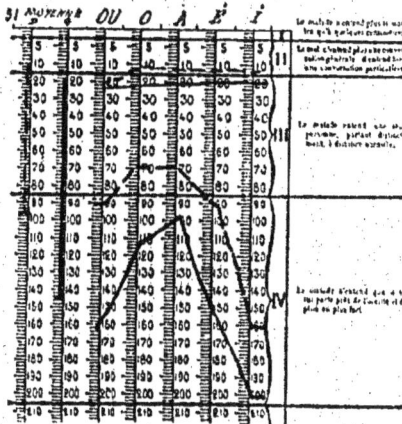

Nom et Prénoms : Va. J., 33 ans, soldat de 2ᵉ classe, maraîcher.
Régiment : Infanterie.
Entrée le 7 août 1915.
Sortie le 13 septembre 1915.

Renseignements. — Blessé le 22 mars 1915 en Argonne par une balle à la tempe droite.

Hôpitaux précédents. — 26 mars Hôp. auxiliaire nᵒ 4 à Marmande : surdité. Commotion labyrinthique, oreille droite. Perforation sèche, oreille gauche. 30 avril : Hôp. complémentaire nᵒ 41 à Toulouse. Surdité traumatique et otite cicatricielle. A proposer pour le service auxiliaire. A gauche, acuité auditive très réduite. A droite, le tympan est scléreux, mais l'audition est presque normale. Dépôt de convalescents à Martel (Lot), puis à Aubusson. (Creuse) Congé de convalescence de deux mois.

Symptômes à l'entrée. — Tympans normaux un peu enfoncés. Bourdonnements (ou oû). Pas de vertiges ; maux de tête. Avant l'âge de dix ans souvent a eu mal aux oreilles. Tension artérielle : 16.

Diagnostic. — Otite moyenne et commotion cérébrale.

Marche de la maladie. — Normale.

Acuité auditive { Droite. Entrée 95 ; Sortie 13.
mesurée à la sirène { Gauche. Entrée 115 ; Sortie 20.

Observations. — Entend bien. Peut rejoindre son dépôt.

32

SURDITÉ COMPLÈTE
POUR TOUS LES SONS

Nom et Prénoms : Wi. J., 30 ans, comptable.
Régiment : Chasseurs à pied.
Entrée le 7 juillet 1915.
Sortie le 20 août 1915.

Renseignements. — Blessé le 1er septembre 1914, à Gircourt (Meuse), par éclatement de marmite. Est retourné au front le 1er décembre.

Hôpitaux précédents. — 25 janvier : Roy (Isère). Côte-Saint-André. Dépôt. Service d'oto-rhino-laryngologie à Limoges le 30 mars : commotion labyrinthique gauche par déflagration d'obus. Surdité totale à gauche. Otite moyenne cicatricielle à droite ; grande surdité peut-être aggravée par l'explosion.

Symptômes à l'entrée. — Le malade a toujours été dur d'oreilles. Elles ont beaucoup coulé cet hiver surtout après l'explosion. Brides fibreuses. Tension artérielle : 16.

Diagnostic. — Anciennes otorrhées et commotion cérébrale.

Marche de la maladie. — Traitement entravé à chaque instant par otites.

Acuité auditive ⎰ Droite. Entrée 0 ; Sortie 0.
mesurée à la sirène ⎱ Gauche. Entrée 0 ; Sortie 0.

Observations. — Rien à faire. Bon à réformer.

Commotion cérébrale

33

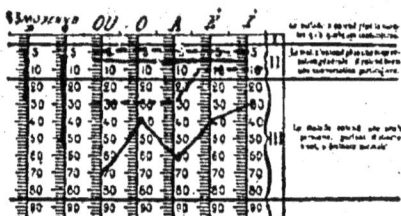

Nom et Prénoms : Bo. G., 37 ans, soldat de 2ᵉ classe, cultivateur.
Régiment : Infanterie.
Entrée le 18 juillet 1915.
Sortie le 12 août 1915.

Renseignements. — Blessé le 14 juin 1915 à Ablain-Saint-Nazaire, enseveli par l'éclatement d'un obus.

Hôpitaux précédents. — Hôp. 8 à Domfront le 21 juin : commotion cérébrale et surdité.

Symptômes à l'entrée. — Est resté évanoui cinq jours après l'éclatement. A mal dans toute la tête. Ne peut pas marcher vite. L'oreille gauche siffle. La droite n'a pas de bourdonnements. Le malade ne se tient pas debout facilement. N'a jamais été traité pour les oreilles. Tympans mats, enfoncés, sans triangle. Tension artérielle : 17.

Diagnostic. — Commotion cérébrale. L'oreille droite trop sensible ne peut être massée dès le début.

Marche de la maladie. — Normale. Le blessé a encore des bourdonnements qui ne le font plus souffrir. Il déclare entendre comme avant sa blessure, et demande à repartir au régiment.

Acuité auditive { Droite. Entrée 22 ; Sortie 5.
mesurée à la sirène { Gauche. Entrée 18 ; Sortie 8.

Observations. — Peut rejoindre le dépôt.

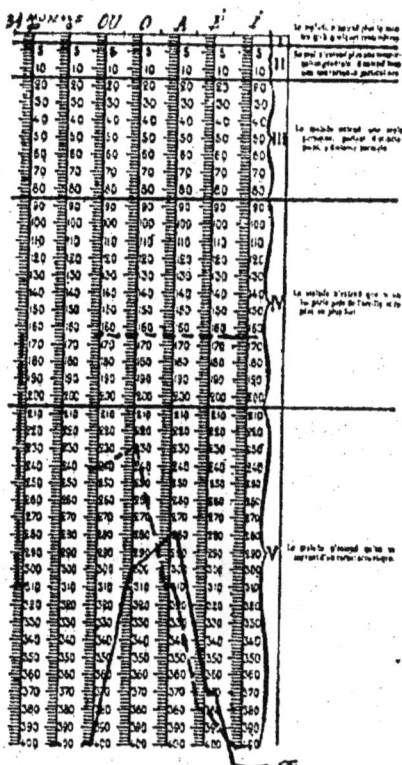

Nom et Prénoms : Bo. C., 29 ans, mineur.
Régiment : Infanterie.
Entrée le 7 juillet 1915.
Sortie le 1ᵉʳ septembre 1915.

Renseignements. — Blessé le 1ᵉʳ mai 1915 par éclatement de bombe au bois de la Grurie.

Hôpitaux précédents. — Magnac-Laval : commotion labyrinthique bilatérale par éclatement de bombe ayant produit une surdité très grande à droite, plus grande à gauche.

Symptômes à l'entrée. — Les oreilles n'ont pas coulé. Tympans normaux. Tension artérielle : 18.

Diagnostic. — Commotion cérébrale.

Marche de la maladie. — Normale.

Acuité auditive { Droite. Entrée 310 ; Sortie 165.
mesurée à la sirène } Gauche. Entrée 356 ; Sortie 356.

Observations. — Le 25 août 1914, Bo... a été blessé de cinq éclats d'obus au mollet ; le 3 décembre, il a reçu une balle dans le genou ; enfin le 1ᵉʳ mai 1915, il a été blessé au bois de la Grurie par quatre bombes qui ont éclaté en même temps et ont produit la commotion cérébrale. Amélioration très faible. Peut être employé dans certains services auxiliaires.

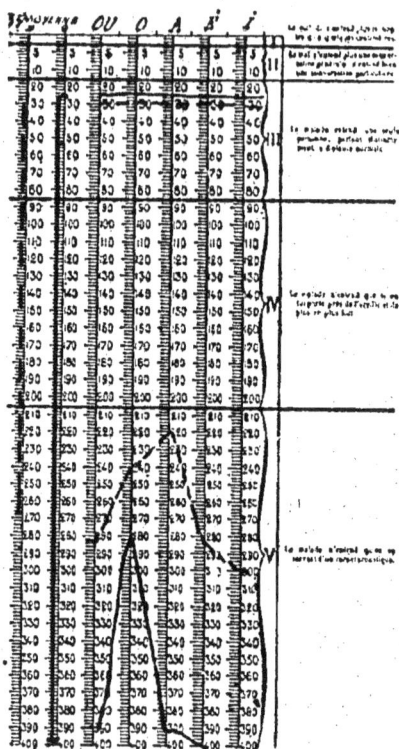

Nom et Prénoms : Bo. M., 19 ans, soldat de 2ᵉ classe, cultivateur.
Régiment : Chasseurs à pied.
Entrée le 5 août 1915.
Sortie le 13 septembre 1915.

Renseignements. — Blessé le 9 juin 1915 au Four-de-Paris par éclatement de bombe.

Hôpitaux précédents. — Le 9 juin Hôp. de Saint-Dizier, surdité par commotion générale. Le 19 juin Hôp. temporaire n° 61, Cercy-la-Tour, surdité par commotion labyrinthique sans lésions objectives. Audition réduite de 90 0/0 environ à droite et surdité aérienne totale à gauche. Hôp. de Bourges, surdité consécutive à commotion par bombe. L'oreille droite a été très améliorée par rééducation auditive.

Symtômes à l'entrée. — Les oreilles n'ont pas coulé après la blessure. Est resté abruti, sourd et aveugle deux jours. Ne voit pas encore à 200 mètres. Dort bien. Mal de tête frontal. Difficulté pour parler, fait un effort pour commencer ses phrases. Pas de lésion apparente. Tension artérielle : 19.

Diagnostic. — Commotion cérébrale.

Marche de la maladie. — Normale.

    Acuité auditive } Droite. Entrée 270 ; Sortie 30.
    mesurée à la sirène | Gauche. Entrée 395 ; Sortie 25.

Observations. — Le blessé parle et entend bien. Peut rejoindre son dépôt.

36

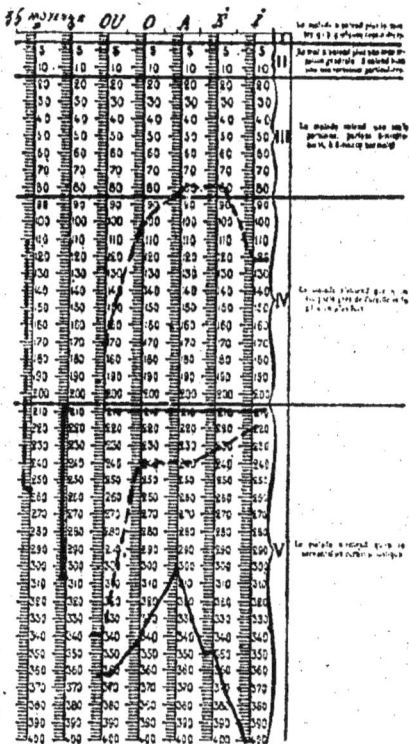

Nom et Prénoms : Ch. M., 40 ans, classe 1894, caporal, voyageur de commerce.

Régiment : Territoriale.

Entrée le 20 juillet 1915.

Sortie le 13 septembre 1915.

Renseignements. — Blessé le 11 mai 1915 à Westend (Belgique).

Hôpitaux précédents. — Hôp. 104 à Boulogne-sur-Mer, puis Hôp. 49, surdité à gauche par commotion, devenue absolue le 24 mai.

Symptômes à l'entrée. — Bourdonnements (ou ou ou). Parfois des vertiges. Maux de tête aux tempes. Tympans normaux. Tension artérielle : 21.

Diagnostic. — Surdité gauche par commotion cérébrale; droite, par otite moyenne.

Marche de la maladie. — Normale.

Acuité auditive { Droite. Entrée 254 ; Sortie 110.
mesurée à la sirène { Gauche. Entrée 308 ; Sortie 205.

Observations. — Peut se rendre utile dans un service auxiliaire.

37

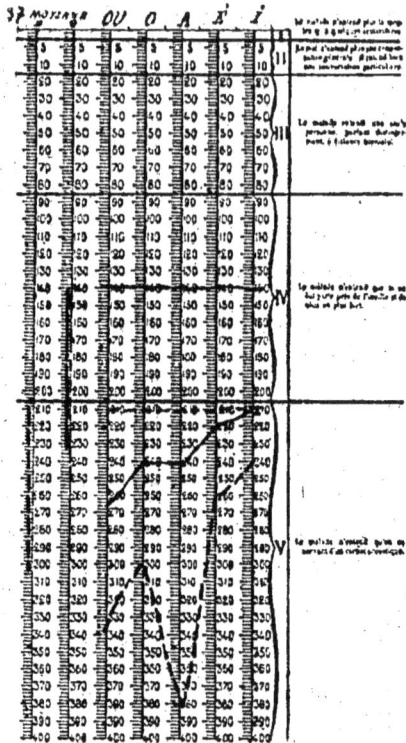

Nom et Prénoms : De. J., 22 ans, caporal, garçon brasseur.
Régiment : Chasseurs à pied.
Entrée le 7 juillet 1915.
Sortie le 27 août 1915.
Renseignements. — Blessé le 14 décembre 1914 à Ypres.
Hôpitaux précédents. — Hôp. de Quimper : 20 décembre. Hôp. de Limoges :
13 mars. Service d'oto-rhino-laryngologie. Commotion labyrinthique bilatérale
par déflagration d'obus. Surdité complète à droite. Surdité très grande à gauche.
Pas de déchirure du tympan gauche.
Symptômes à l'entrée. — Les oreilles n'ont pas coulé. Mal de tête frontal. Vue
trouble. Bourdonnements (sifflements). Les vertiges diminuent. Tympan droit
et gauche enfoncés. Tension artérielle : 21.
Diagnostic. — Commotion cérébrale.
Marche de la maladie. — 20 juillet : otite moyenne. 3 août : reprise du traitement.

| Acuité auditive | Droite. | Entrée 305 ; | Sortie 215. |
| mesurée à la sirène | Gauche. | Entrée 234 ; | Sortie 140. |

Observations. — Bon pour un service auxiliaire.

38

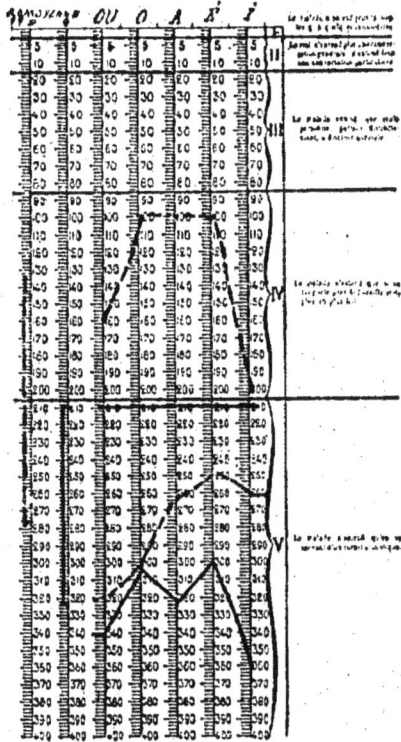

Nom et Prénoms : De. J., 31 ans, classe 1904, cultivateur.
Régiment : Infanterie.
Entrée le 7 juillet 1915.
Sortie le 27 août 1915.

Renseignements. — Blessé le 20 mars 1915 à Beauséjour par éclatement d'obus.

Hôpitaux précédents. — Aubigny-sur-Mer, puis Barlion et Concresceau, enfin Hôp. n° 78 à Bourges : Bronchite. Surdité. Écoulement de sang par les deux oreilles.

Symptômes à l'entrée. — Tympans normaux. Pas de bourdonnements. Pas de vertiges. Tension artérielle : 18. Maux de tête très violents dans la région frontale.

Diagnostic. — Commotion cérébrale gauche et otite moyenne droite.

Marche de la maladie. — Les maux de tête ont diminué peu à peu et ont fini par disparaître le 23 août; à la cinquième semaine, otite moyenne gauche, guéri en dix jours.

Acuité auditive　{ Droite.　Entrée 278 ;　Sortie 130.
mesurée à la sirène { Gauche. Entrée 325 ;　Sortie 210.

Observations. — Le blessé entend quand on lui parle doucement près de l'oreille droite. Service auxiliaire.

4

Nom et Prénoms : Du. J., 33 ans, maître ouvrier, pêcheur.
Régiment : Génie.
Entrée le 7 juillet 1915.
Sortie le 27 août 1915.

Renseignements. — Blessé le 30 décembre 1914 aux Ravins-les-Meurissons (Argonne). Est resté au front sur sa demande.

Hôpitaux précédents. — 3 mars Hôp. n° 28 à Yzerches. 18 mai. Service d'oto-rhino-laryngologie à Limoges. Non amélioré. Commotion labyrinthique bilatérale par éclatement de mine et d'une bombe. A droite : surdité complète. A gauche : surdité très grande.

Symptômes à l'entrée. — Bourdonnements à gauche (l'oreille sonne). A droite : sensation d'oreille inexistante. Rien d'anormal. Bronchite chronique depuis décembre. Tension artérielle : 21.

Diagnostic. — Commotion cérébrale et laryngite chronique.

Marche de la maladie. — Otite gauche à la cinquième semaine, soignée par les méthodes habituelles. Les bourdonnements n'ont pas disparu.

    Acuité auditive { Droite. Entrée 0 ; Sortie 0.
    mesurée à la sirène { Gauche. Entrée 226 ; Sortie 160.

Observations. — Le blessé entend à droite quand on lui parle doucement près de l'oreille. Bon pour le service auxiliaire, à moins que la laryngite ne s'y oppose.

Nom et Prénoms : Fo. R., 37 ans, soldat de 2ᵉ classe, cultivateur.
Régiment : Infanterie.
Entrée le 10 juillet 1915.
Sortie le 27 août 1915.

Renseignements. — Blessé le 18 avril à Bagatelle par un obus de 105, puis par un deuxième obus. Couvert de terre et abruti huit jours.

Hôpitaux précédents. — Hôp. de Bourges : surdité consécutive à l'éclatement de l'obus.

Symptômes à l'entrée. — Maux de tête. Mal aux yeux (est obligé de porter des lunettes). Depuis quatre ans n'entendait plus bien à la suite de la foudre tombée près de lui. Bourdonnements disparus. Pas de vertiges. A droite, écoulement de sang. Dort mal. Tympans normaux un peu enfoncés. Tension artérielle : 20.

Diagnostic. — Surdité ancienne absolue à gauche (par suite de la foudre). Surdité moindre à droite (suite de commotion cérébrale).

Marche de la maladie. — Eczéma double du conduit pendant les cinq dernières semaines avec rémittences de quelques jours.

Acuité auditive } Droite. Entrée 140 ; Sortie 20.
mesurée à la sirène } Gauche. Entrée 0 ; Sortie 0.

Observations. — L'oreille droite entend comme avant la blessure. Le blessé rejoint son dépôt.

41

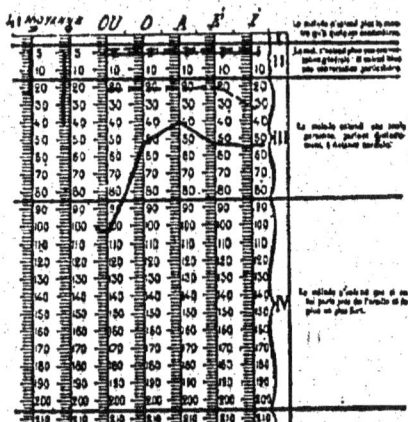

Nom et Prénoms: Gi. J., 29 ans, soldat de 2ᵉ classe, facteur.
Régiment : Infanterie.
Entrée le 10 juillet 1915.
Sortie le 20 août 1915.

Renseignements. — Blessé le 9 octobre 1914 au Camp-des-Romains (Meuse) par l'éclatement d'un obus. Est resté abruti trois semaines.

Hôpitaux précédents. — Hôp. 41 à Nevers : commotion labyrinthique bilatérale sans lésion des tympans, suite de blessure de guerre.

Symptômes à l'entrée. — Vertiges. Mal de tête frontal. Le malade digère mal, mais dort bien. Bourdonnements à gauche (ou ou ou). Tympans un peu laiteux (celui de droite est presque normal). Tension artérielle : 18.

Diagnostic. — Commotion cérébrale.

Marche de la maladie. — Normale ; les bourdonnements ont disparu, le mal de tête persiste.

	Acuité auditive mesurée à la sirène		
	Droite.	Entrée 21 ;	Sortie 5.
	Gauche.	Entrée 39 ;	Sortie 5.

Observations. — Peut rejoindre son dépôt.

42

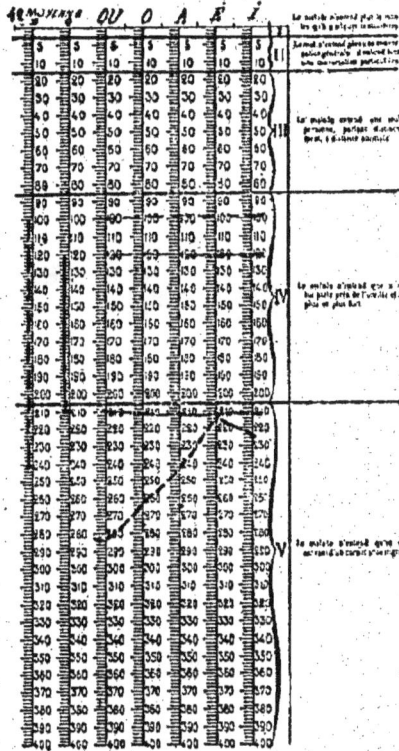

Nom et Prénoms : He. N., 30 ans, soldat de 2ᵉ classe, tonnelier.

Régiment : Infanterie.

Entrée le 10 juillet 1915.

Sortie le 13 septembre 1915.

Renseignements. — Blessé le 21 juin 1915 à Arras par l'éclatement d'un obus. Est resté abruti une demi-heure.

Hôpitaux précédents. — Hôp. du Mans : surdité, commotion cérébrale.

Symptômes à l'entrée. — Les oreilles n'ont pas coulé. Maux de tête. Pas de bourdonnements. Pas de vertiges. Tympans normaux un peu laiteux. Tension artérielle : 23.

Diagnostic. — Commotion cérébrale.

Marche de la maladie. — Normale.

Acuité auditive { Droite. Entrée 242 ; Sortie 100.
mesurée à la sirène { Gauche. Entrée 210 ; Sortie 120.

Observations. — Peut être utile dans un service auxiliaire.

43

Nom et Prénoms : Ja. J., 20 ans, cultivateur.
Régiment : Infanterie.
Entrée le 15 juin 1915.
Sortie le 20 juillet 1915.

Renseignements. — Blessé le 24 avril à Ypres par balle ayant traversé l'épaule droite et obus de 77 ayant éclaté à 1 mètre. Couvert de terre et devenu sourd.

Hôpitaux précédents. — Hôp. n° 14 La Flèche : plaie de l'épaule droite par balle ayant traversé l'épine de l'omoplate sans toucher l'articulation. Tous les mouvements conservés. Surdité.

Symptômes à l'entrée. — Pas de bourdonnements. Tympan gauche enfoncé (côté opposé à la chute de l'obus). Tympan droit moins enfoncé. Tension artérielle : 15.

Diagnostic. — Enfoncement du tympan gauche avec commotion cérébrale.

Marche de la maladie. — Normale.

Acuité auditive ⎰ Droite. Entrée 16 ; Sortie 2.
mesurée à la sirène ⎱ Gauche. Entrée 6 ; sortie 1.

Observations. — Complétement guéri. Peut rejoindre son dépôt.

44

SURDITÉ COMPLÈTE
POUR TOUS LES SONS

———

Nom et Prénoms : Li. II., 30 ans.
Régiment : Zouaves.
Entrée le 26 juin 1915.
Sortie le 13 septembre 1915.

Renseignements. — Blessé le 26 à Lizerne par éclatement d'obus, torpille aérienne et marmite éclatée à 3 mètres.

Hôpitaux précédents. — 26 mai Hôp. de Rosendael : érésypèle de la face par déflagration de gaz, troubles auditifs. Hôp. Saint-Vincent le Mans 22 juin : troubles auditifs.

Symptômes à l'entrée. — Avant sa blessure souffrait déjà des oreilles et avait des bourdonnements comme le tonnerre. Le malade n'en a plus depuis l'explosion. Vertiges. Mal de tête frontal. Tympans enfoncés, laiteux avec deux points lumineux. Tension artérielle : 16.

Diagnostic. — Commotion cérébrale double.

Marche de la maladie. — Pendant le traitement, le malade a fait quelques progrès de l'oreille droite ; ils ne se sont pas maintenus.

Acuité auditive (Droite. Entrée 0 ; Sortie 0.
mesurée à la sirène (Gauche. Entrée 0 ; Sortie 0.

Observations. — A réformer. Apprendre la lecture sur les lèvres.

45

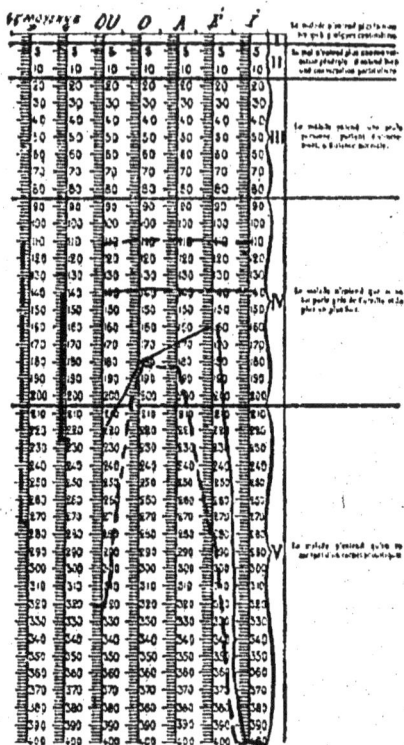

Nom et Prénoms : Mi. L., 21 ans, soldat de 2ᵉ classe, chaudronnier.
Régiment : Chasseurs à pied.
Entrée le 27 juillet 1915.
Sortie le 13 septembre 1915.

Renseignements. — Blessé le 10 novembre 1914 à Arras, par éclatement d'obus.

Hôpitaux précédents. — Hôp. Hôtel-Dieu à Rouen : surdité par commotion labyrinthique. Le 28 décembre : convalescence de trois mois. Le 28 mars 1915 : dépôt Givry (S.-et-L.), hémianesthésie gauche presque absolue.

Symptômes à l'entrée. — Les oreilles n'ont pas coulé. Pas de maux de tête. Vertiges intermittents. Pas de bourdonnements. Bon sommeil. Un traitement électrique a été fait précédemment, une électrode dans le nez, l'autre au cou. Tension artérielle : 25.

Diagnostic. — Commotion cérébrale.

Marche de la maladie. — Normale.

Acuité auditive mesurée à la sirène { Droite. Entrée 275 ; Sortie 110.
{ Gauche. Entrée 225 ; Sortie 110.

Observations. — Peut être employé comme ouvrier dans une usine de métallurgie.

46

SURDITÉ COMPLÈTE
POUR TOUS LES SONS

Nom et Prénoms : Mi. A., 32 ans, maçon.
Régiment : Colonial.
Entrée le 7 juillet 1915.
Sortie le 12 août 1915.

Renseignements. — Blessé le 28 mars 1915, aux Trois-Ravins (Argonne), par éclatement d'obus.

Hôpitaux précédents. — Hôp. auxiliaire 24 *bis* de Lalmide. 16 avril : service d'oto-rhino-laryngologie à Limoges : commotion labyrinthique bilatérale. Surdi-mutité complète. Non amélioré.

Symptômes à l'entrée. — Rien d'anormal. Aucune lésion apparente. Bourdonnements qui ont ensuite passé. Tension artérielle : 18.

Diagnostic. — Commotion cérébrale, surdi-mutité complète.

Marche de la maladie. — Le malade n'a fait aucun progrès. Cas tout à fait anormal.

| Acuité auditive mesurée à la sirène | Droite. | Entrée 0 ; Sortie 0. |
| | Gauche. | Entrée 0 ; Sortie 0. |

Observations. — 1° Pendant le traitement, ce malade paraissait dénué de toute intelligence ; or, avec ses camarades, il jouait aux cartes ; 2° il n'a fait aucun progrès, sur aucune voyelle : je n'ai jamais vu un cas semblable ; 3° devant la commission, il a eu une attaque de nerfs ; jamais il n'en avait eu de semblables ; j'ai donc des doutes sur cette surdi-mutité trop complète.

47

Nom et Prénoms : Ou. A.
Régiment : Tirailleurs algériens.
Entrée le 4 juillet 1915.
Sortie le 20 août 1915.

Renseignements. — Blessé le 17 juin (près d'Arras) par éclatement d'obus.

Hôpitaux précédents. — 23 juin, Le Mans : surdité labyrinthique.

Symptômes à l'entrée. — Tympan droit normal. Tympan gauche avec brides fibreuses, pas de perforation. Tension artérielle : 16.

Diagnostic. — Commotion cérébrale.

Marche de la maladie. — Normale.

Acuité auditive { Droite. Entrée 0 ; Sortie 70.
mesurée à la sirène { Gauche. Entrée 0 ; Sortie 0.

Observations. — Le malade entend suffisamment pour rejoindre son dépôt.

48

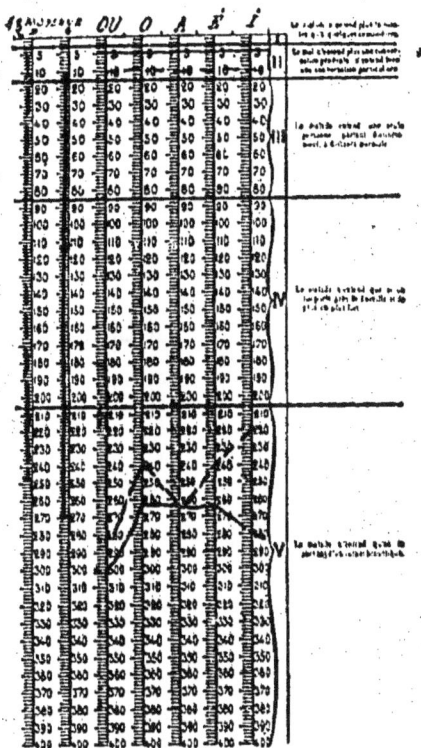

Nom et Prénoms : Re. E., sergent, 32 ans, sculpteur.

Régiment : Infanterie.

Entrée le 7 juillet 1915.

Sortie le 13 septembre 1915.

Renseignements. — Blessé le 2 mai à Bagatelle par déflagration d'obus. Perte de connaissance six jours.

Hôpitaux précédents. — 8 mai Hôp. de la Souterraine. Le 14 mai service d'oto-rhino-laryngologie à Limoges : commotion labyrinthique bilatérale consécutive à l'explosion. Surdité complète probablement psychique et mutité. Rééducation de l'ouïe. Lecture sur les lèvres. Très amélioré. Parle presque normalement, entend la voix haute. Aucune lésion des organes essentiels ; la vie de relation seule est suspendue.

Symptômes à l'entrée. — Bourdonnements indéfinis surtout à gauche. Tympans normaux, un peu enfoncés. Tension artérielle : 23.

Diagnostic. — Commotion cérébrale.

Marche de la maladie. — Normale.

Acuité auditive \ Droite. Entrée 248 ; Sortie 5.
mesurée à la sirène / Gauche. Entrée 272 ; Sortie 10.

Observations. — Entend bien. Peut rejoindre son dépôt.

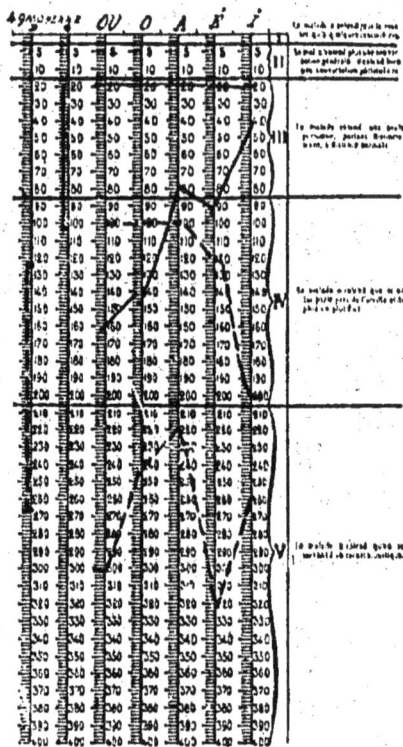

Nom et Prénoms : So. E., 32 ans, soldat de 2ᵉ classe, cultivateur.
Régiment : Infanterie.
Entrée le 7 août 1915.
Sortie le 13 septembre 1915.

Renseignements. — Blessé le 19 janvier 1915 à La Boisselle par éclatement d'obus. Plaies superficielles de la cuisse et du front.

Hôpitaux précédents. — Le 25 janvier Hôp. pavillon Duveauchel à Amiens. Le 13 février Hôp. n° 21 à La Flèche : surdité complète, les deux tympans sont normaux. *Perception aérienne* des sons : nulle (voix montre diapason). Les sons très élevés sont perçus et fatiguent visiblement l'appareil auditif. Certains sons intenses mais sourds n'ont pas été perçus par le malade (éclatement de pétards). Le diapason vibrant sur les incisives est perçu à gauche. Le 17 mars la surdité est déclarée totale et incurable. Hôp. Saint-Vincent, Le Mans : surdité complète. Le sujet affirme n'être pas sourd au moment de la mobilisation.

Symptômes à l'entrée. — Le blessé ne se sent pas dans un état normal. Perte de la mémoire. Bourdonnements à gauche (*on on*) par intervalles. Tympans un peu enfoncés. Les oreilles ont saigné. Maux de tête périorbitaires. Vue affaiblie. Tension artérielle : 25.

Diagnostic. — Commotion cérébrale.

Marche de la maladie. — Normale.

Acuité auditive | Droite. Entrée 265 ; Sortie 121.
mesurée à la sirène | Gauche. Entrée 103 ; Sortie 20.

Observations. — Entend bien. Peut rejoindre son dépôt, après deux mois de convalescence pour rétablir son état général affaibli.

50

Nom et Prénoms : Vo. G., 25 ans, soldat de 2° classe, mécanicien.
Régiment : Fusiliers marins.
Entrée le 22 juillet 1915.
Sortie le 20 août 1915.

Renseignements. — Blessé le 10 mai 1915 à Nieuport par éclatement de bombe.

Hôpitaux précédents. — Hôp. temporaire, collège de garçons à Calais : surdité survenue quinze jours après une commotion cérébrale. Amélioration sensible de l'audition.

Symptômes à l'entrée. — Est resté sourd un mois. Après lavage des oreilles, il a coulé du sang. Bourdonnements disparus. Tête restée comme une boule de plomb. Est demeuré abruti trois semaines. Cauchemars. Écoulement pendant huit jours. Tympans normaux. Tension artérielle : 17.

Diagnostic. — Commotion cérébrale et otite moyenne gauche.

Marche de la maladie. — Normale.

Acuité auditive (Droite. Entrée 20 ; Sortie 1.
mesurée à la sirène) Gauche. Entrée 30 ; Sortie 1.

Observations. — Entend bien. Peut rejoindre son dépôt.

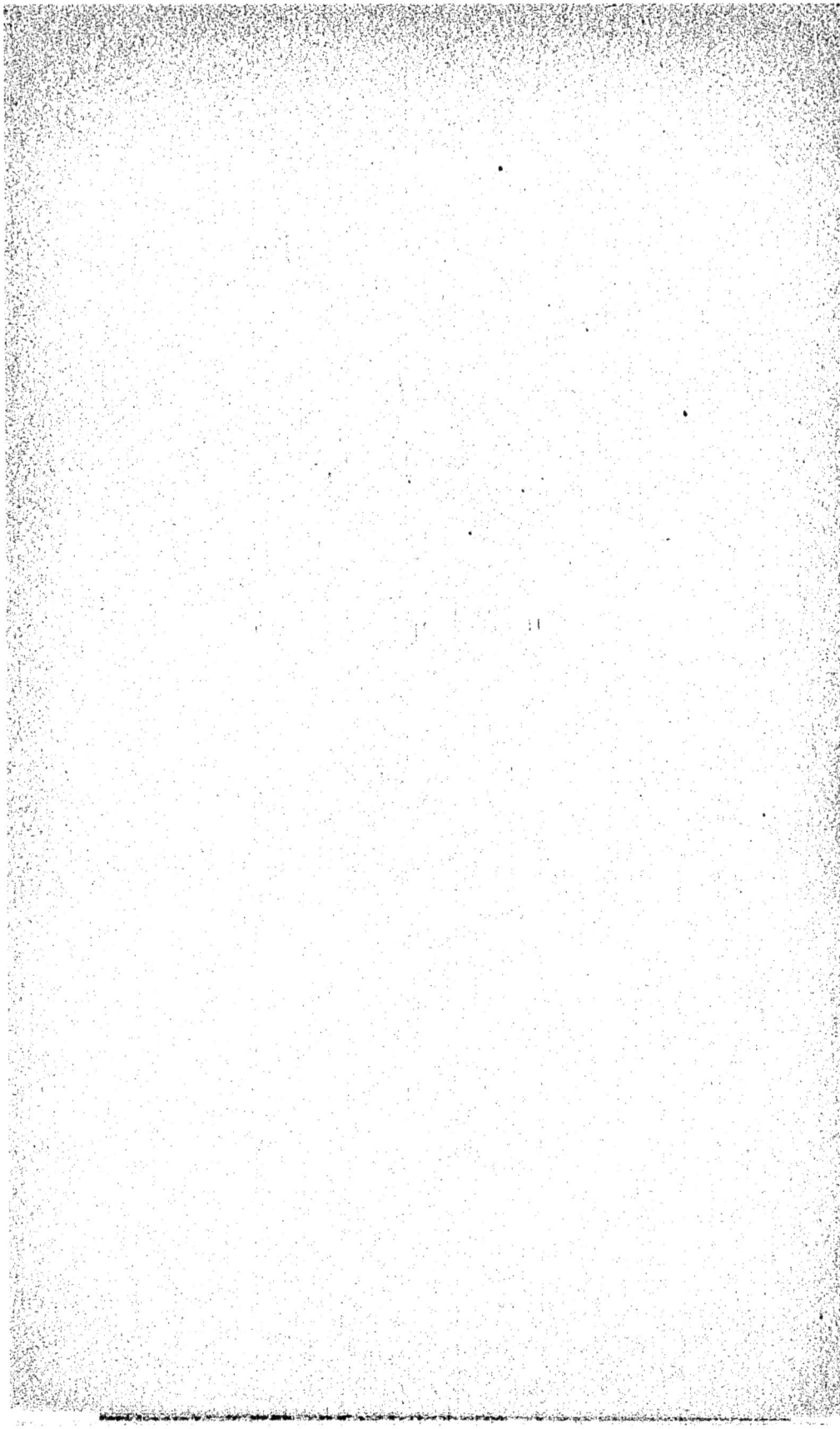

PRINCIPAUX OUVRAGES DU MÊME AUTEUR

Anatomie descriptive du sympathique thoracique des oiseaux (Médaille de la Faculté de Paris). In-8° de 68 p. avec fig. (David, éd.). Paris, 1887.

Anatomie et histologie du sympathique des oiseaux. In-8° de 72 p., avec fig. et pl. en couleurs (Masson, édit.). Paris, 1889.

Note sur un nouveau sphygmographe (récompensé par la Faculté de Médecine), 1889.

Traitement par la résorcine en solution concentrée de l'hypertrophie du tissu lymphoïde pharyngien, 1892 (Masson, éd.).

Étude des stéthoscopes.

Traitement de la diphtérie. In-8° de 40 p., 1894.

Traitement médical des tumeurs adénoïdes. In-8° de 35 p., avec fig. Paris, 1895 (Masson, éd.) (Académie de Médecine).

Les divers traitements de l'hypertrophie des amygdales. Paris, 1895 (Masson, éd.).

Serre-nœud électrique automatique et pince à forcipressure pour la région amygdalienne (récompensé par la Faculté de Médecine). Paris, 1896 (Masson, éd.).

Note sur un nouveau cornet acoustique servant en même temps de masseur du tympan, 1897 (Masson, éd.).

Étude des cornets acoustiques par la photographie des flammes de Kœnig, 11 planches (récompensé par la Faculté et par l'Académie de Médecine). Paris, 1897 (Masson, éd.).

Contribution à l'étude des voyelles par la photographie (37 p.).

Comment parlent les phonographes (Cosmos, 1898) (Vie scientifique).

La voix des sourds-muets (Académie de Médecine, 5 avril 1898).

Résumé des conférences faites à la Sorbonne sur les voyelles.

Exercices acoustiques chez les sourds-muets.

Traitement de la surdité par le massage (Société de biologie).

La méthode graphique dans l'étude des voyelles (Institut).

Synthèse des voyelles (Institut).

Les phonographes et l'étude des voyelles. In-8° de 10 p., avec fig.

Rôle de la cavité buccale et des ventricules de Morgagni dans la phonation (*Société de biologie*).

Rôle de l'arthritisme dans la pharyngite granuleuse (*Académie de Médecine*, 1899).

Théorie de la formation des voyelles, avec 43 fig., ouvrage couronné par l'Institut (Prix Barbier, 1900).

Acoumètre normal, appareil couronné par l'Académie de Médecine (Prix Barbier, 1900).

Rôle de la chaîne des osselets dans l'audition (*Académie de Médecine*, 1900).

Quelques remarques sur les otolithes de la grenouille (*Institut*, 1901).

Sur les otolithes de la grenouille (*Institut*, 1901).

Traitement scientifique de la surdité, travail couronné par l'Académie de Médecine (Prix Meynot, 1902).

A propos du liquide de l'oreille interne chez l'homme (*Société de biologie*, janvier 1902).

Contribution à la physiologie de l'oreille interne (*Institut*, janvier 1903).

Action sur l'oreille, à l'état pathologique, des vibrations fondamentales des voyelles (*Institut*, février 1903).

Pathogénie et traitement de l'otite scléreuse (*Revue des maladies de la nutrition*, janvier, avril, mai 1903).

A propos de la physiologie de l'oreille interne (*Institut*, mars 1903).

Action sur l'oreille, à l'état pathologique, des vibrations fondamentales des voyelles (*Institut*, février 1903).

Mesure et développement de l'audition chez les sourds-muets. In-8° de 68 p. avec 38 fig. (*Académie de Médecine*, 24 novembre 1903).

Mode d'action des vibrations sur le système nerveux (*Institut*, février 1904).

Comment on peut modifier la voix des sourds-muets (*Académie de Médecine*, 27 avril 1904).

Théorie élémentaire de l'audition (*Société française de Physique*, 1904).

Sensibilité spéciale de l'oreille physiologique pour certaines voyelles (*Institut*, janvier 1905).

Diagnostic différentiel des lésions de l'oreille moyenne et de l'oreille interne (*Académie des Sciences*, février 1905).

Mesure et développement de l'audition, 1905. In-8° de 117 p., avec 52 figures.

Contribution à l'étude de l'organe de Corti (*Institut*, octobre 1905).

Pourquoi certains sourds-muets entendent mieux les sons graves que les sons aigus (*Institut*, octobre 1905).

Qualités acoustiques de certaines salles pour la voix parlée, 10 fig. (*Institut*, avril 1906).

Contribution à l'étude de l'audition des poissons (*Institut*, 26 novembre 1906).

Photographie rapide des principales vibrations de la voix chantée et parlée (*Société philomathique*, janvier 1907).

La portée de certaines voix (*Académie de Médecine*, 21 mai 1907).

Travail développé pendant la phonation (*Institut*, 27 mai 1907).

Audition et phonation chez les sourds-muets (*Académie de Médecine*, 29 octobre 1907).

Développement de l'énergie de la voix par des exercices respiratoires (*Institut*, novembre 1907).

Augmentation de la capacité vitale et du périmètre thoracique chez les enfants (*Institut*, 15 juin 1908).

Photographie des vibrations de la voix (*Institut*, 23 mars 1908).

Contribution à l'étude de l'audition (*Institut*, 12 octobre 1908).

Différents tracés d'une même voyelle chantée (*Institut*, novembre 1908).

Contribution à l'étude de la voix chantée; voix de tête et de poitrine (*Institut*, 11 janvier 1909).

Résumé du cours libre fait à la Sorbonne sur la physiologie de la voix parlée et chantée (1901-1910).

Utilité de la méthode graphique dans l'étude des instruments de musique anciens (*Institut*, 15 mars 1909).

Les voyelles laryngiennes (*Société philomathique*, 27 mars 1909).

La respiration chez les chanteurs (*Institut*, 25 avril 1909).

Étude des vibrations laryngiennes (*Institut*, 22 novembre 1909).

La photographie de la voix dans la pratique médicale (*Institut*, 24 janvier 1910).

Développement de l'énergie de la voix (*Institut*, 9 mai 1910).

Les bourdonnements d'oreille (*Institut*, 7 novembre 1910).

Petit manuel de physiologie de la voix (in-8° de 200 p., avec 113 fig.) (couronné par l'Institut, prix Montyon, 1911).

Étude des consonnes (*Institut*, 8 mai 1911).

Diverses sortes de surdi-mutités (*Institut*, 23 octobre 1911).

L'acuité auditive après la méningite cérébro-spinale (*Académie de Médecine*, 30 avril 1912).

Éducation et rééducation des centres auditifs (*Institut*, 20 janvier 1913).

Inscription des mouvements respiratoires au moyen de la main (*Institut*, 7 avril 1913).

5

Règles acoustiques et cliniques de la rééducation auditive (*Académie de Médecine*, janvier 1914).

Sensibilité de l'oreille physiologique pour certains sons musicaux (*Institut*, 18 mai 1914).

Contribution à l'étude des hypoacousies consécutives à des blessures de guerre (*Institut*, 9 août 1915).

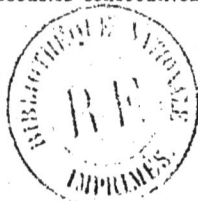

TOURS. — IMPRIMERIE DESLIS FRÈRES ET Cⁱᵉ.

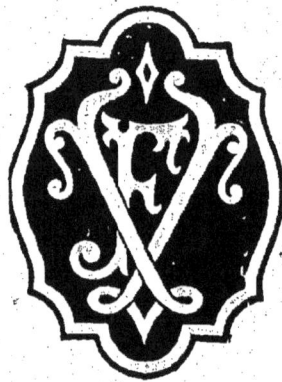

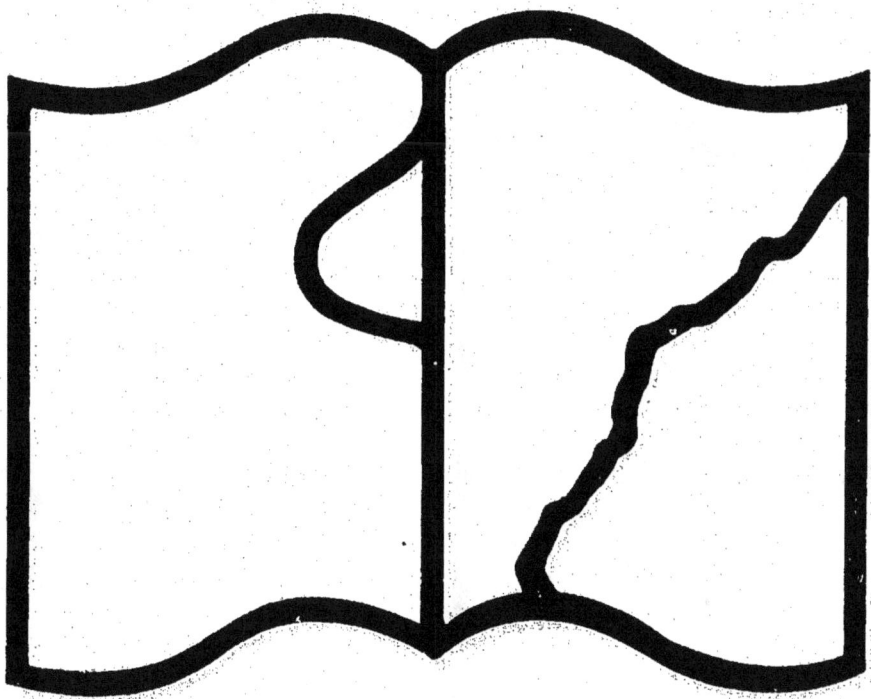

Texte détérioré — reliure défectueuse

NF Z 43-120-11

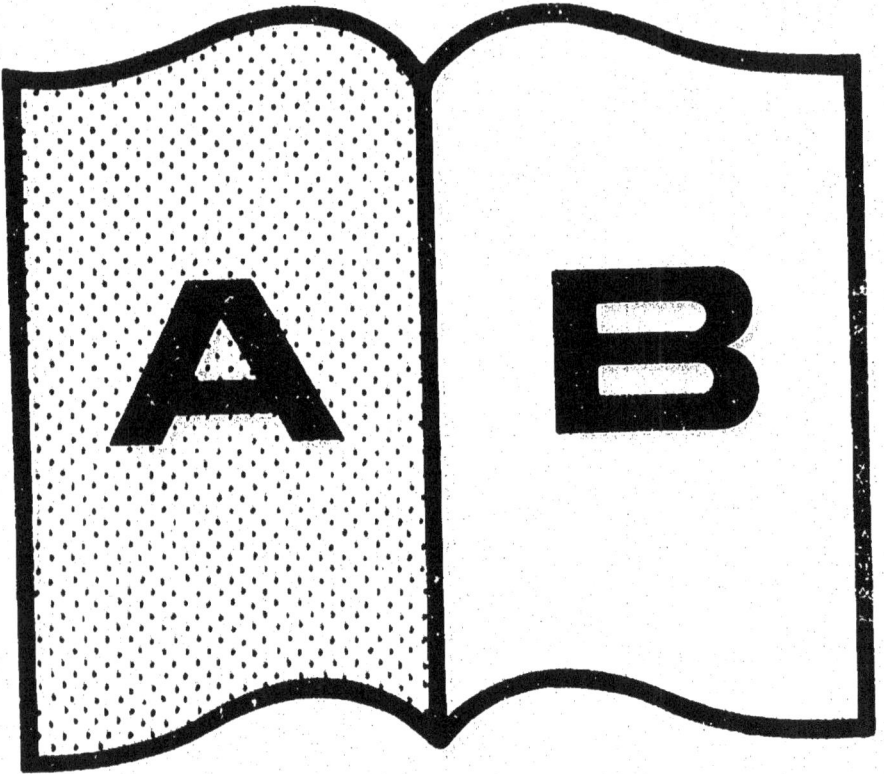

Contraste insuffisant

NF Z 43-120-14

www.ingramcontent.com/pod-product-compliance
Lightning Source LLC
Chambersburg PA
CBHW071247200326
41521CB00009B/1665